中医杂病临证医案录

主　编　李玉峰

中国纺织出版社有限公司

图书在版编目（CIP）数据

中医杂病临证医案录 / 李玉峰主编 . -- 北京 ： 中国纺织出版社有限公司，2023.10
ISBN 978-7-5064-8415-2

Ⅰ.①中… Ⅱ.①李… Ⅲ.①医案—汇编—中国—现代 Ⅳ.① R249.7

中国国家版本馆 CIP 数据核字（2023）第 152791 号

责任编辑：樊雅莉　　责任校对：王蕙莹　　责任印制：王艳丽

中国纺织出版社有限公司出版发行
地址：北京市朝阳区百子湾东里 A407 号楼　邮政编码：100124
销售电话：010—67004422　传真：010—87155801
http://www.c-textilep.com
中国纺织出版社天猫旗舰店
官方微博 http://weibo.com/2119887771
天津千鹤文化传播有限公司印刷　各地新华书店经销
2023 年 10 月第 1 版第 1 次印刷
开本：880×1230　1/32　印张：6.25
字数：150 千字　定价：56.00 元

凡购本书，如有缺页、倒页、脱页，由本社图书营销中心调换

编委会

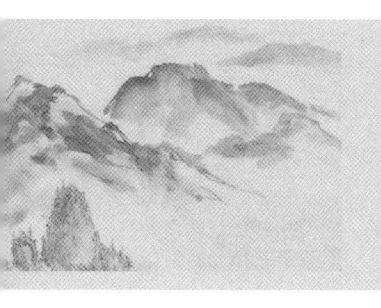

主　编　李玉峰

编　委　王　洁　肖　珉　姜　旭
　　　　贾君迪　修晟尧　蔡　轶
　　　　王亚楠　雷　敏　王双玲
　　　　黄　宏　韩文兵

目录

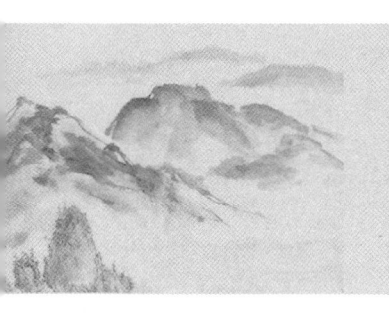

第一章 临证经验及医案 … 1

第一节 咳嗽 … 1
第二节 鼻渊 … 10
第三节 失眠 … 18
第四节 胸痹 … 28
第五节 心悸 … 32
第六节 头痛 … 37
第七节 眩晕 … 40
第八节 黄疸 … 47
第九节 胁痛 … 49
第十节 胆囊结石 … 51
第十一节 便秘 … 53
第十二节 腹胀 … 58
第十三节 泄泻 … 61
第十四节 胃痞 … 64
第十五节 水肿 … 73
第十六节 阳痿 … 78
第十七节 痤疮 … 80
第十八节 虚劳 … 82
第十九节 腰痛 … 86
第二十节 自汗与盗汗 … 90

第二十一节　皮肤瘙痒 …………………………………… 102

第二章　学术思想研究 …………………………………… 106

　　第一节　"中国梦"与中医复兴 …………………………… 106
　　第二节　儒家思想与中医 …………………………………… 111
　　第三节　阴阳学说在中医药理论中的地位与价值 ………… 115

第三章　学术论文汇编 …………………………………… 121

　　基于"心风内动"假说探讨阵发性心房颤动的辨治 ……… 121
　　从气不摄血辨治华法林致皮下血肿一例 ………………… 128
　　从风论治室性早搏 ………………………………………… 132
　　李玉峰教授治疗早搏经验 ………………………………… 139
　　李玉峰教授应用桂甘龙牡汤合天王补心丹治疗
　　　室性期前收缩的临床经验 ……………………………… 147
　　桃核承气汤治疗主动脉夹层后伴狂躁症一例 …………… 152
　　浅谈从阳论治胸痹 ………………………………………… 156
　　论"病痰饮者，当以温药和之" ………………………… 162
　　室性早搏"心风内动"中医病机探讨与临床实践 ……… 168

参考文献 …………………………………………………… 184

第一章

临证经验及医案

第一节 咳 嗽

一、概述

咳嗽是因邪犯肺系,肺失宣肃,肺气上逆所致的以咳嗽为主要症状的一组病症。它既是一个症状,又是一种独立的疾病。

随着自然环境和社会环境的变化,咳嗽发病率明显增高,以咳嗽为主诉的就诊患者在内科门诊中较为常见。以病因类型繁多的慢性咳嗽为例,其患病率在全球普通人群中为9.6%,在专科门诊中高达10%～38%。西医有关咳嗽诊疗指南中针对咳嗽不同病因、类型的诊断方法日趋完善,但涉及检查种类繁多,基层诊疗难以普及推广,部分患者检查后依旧难以明确诊断,各类病因所致的咳嗽在高发病率的同时缺乏有效的诊疗手段。

二、历史沿革

咳嗽之名始见于《黄帝内经》,书中较为系统地论述了咳嗽的成因、症状、证候分类、病理转归及治疗等。如《素问·咳论》提出"皮毛先受邪气,邪气以从其合也。其寒饮食入胃,从肺脉上至于肺,则肺寒,肺寒则内外合邪,因而客之,则为肺咳",强调这种外感寒邪与内伤寒食的"内外合邪"即为咳嗽的主因。"五脏六腑皆令人咳,非独肺也",五脏六腑之咳"皆聚于胃,关于肺",

说明咳嗽的病因不只限于肺，其他脏腑功能失调也可导致咳嗽的发生。《黄帝内经》以藏象理论辨治咳嗽，为后世医家对咳嗽的诊疗研究奠定了基础。汉代张仲景以六经辨证为纲，分经论治咳嗽，建立了射干麻黄汤证、小青龙汤证、麦门冬汤证、甘草干姜汤证等，后世临床广泛应用。隋代巢元方《诸病源候论·咳嗽候》有十咳之称，分别在五脏咳的基础上加入风咳、寒咳、支咳、胆咳、厥阴咳，进一步丰富了咳嗽的内涵。金元时期，张子和《儒门事亲·咳分六气勿拘于寒说》指出："风、寒、暑、湿、燥、火六气皆令人咳，非独寒邪。"朱丹溪认为，咳嗽有风寒、痰饮、火郁、痨嗽、肺胀之分，对内伤咳嗽善从痰、火论治，强调按咳嗽发作的季节、时间用药。明代张景岳认为，"咳证虽多，无非肺病"。《景岳全书·咳嗽》云"咳嗽之要，一曰外感，一曰内伤而尽之矣，但于二者之中，当辨阴阳，当分虚实耳"，将咳嗽分为外感、内伤两大类。明清时期医家对咳嗽的辨治尤为详尽，李中梓《医宗必读·咳嗽》提出"大抵治表者，药不宜静；治内者，药不宜动"；喻嘉言《医门法律》首先论及燥咳，曰"春伤于风，夏伤于暑，长夏伤于湿，秋伤于燥，冬伤于寒"；沈金鳌《杂病源流犀烛》指出"盖肺不伤不咳，脾不伤不久咳，肾不伤火不炽咳不甚"；汪昂《医方集解》云"久嗽有痰者燥脾化痰，无痰者清金降火，盖外感久则郁热，内伤久则火炎，俱须开郁润燥。七情气逆者，顺气为先；停水宿食者，分导为要。气血虚者，补之敛之，不宜妄用涩剂"。综上，形成了当今中医对咳嗽的基本认识，把咳嗽作为多种疾病的共有症状加以描述，并以外感、内伤统证。

三、病因病机

咳嗽辨治分外感与内伤，但随着时代变迁、疾病谱的变化、现代诊疗手段的进步、疾病分类的不断细化，咳嗽已逐渐归类到各种单独的疾病中，使治疗更加精准化。而外邪已去，尚未内伤到脏腑的咳嗽更多见，故其病因病机已不局限于外感、内伤。其中咳嗽所表现出的高敏感性，是各类咳嗽的共同特征，中医学认为其与风的特点相类，命名为"风咳"，外风引动内风，肺失宣肃，肺气上逆，变生咳嗽。

1. 外感六淫邪气

风被认为是六淫之首，此处的"风"多指狭义上的"外风"，"外风"所致的咳嗽多是由于气候骤变或调摄失宜，外感六淫之邪从口鼻、皮毛侵入机体，使肺气被束，肺失于宣降。同时其他外邪多随风邪侵袭人体，所以外感咳嗽常以风为先导，或夹寒，或夹热，或夹燥。中医所说的风邪还包括大气污染、尘螨异物、异味和刺激性物质等一系列可激发患者高敏反应的外邪。

2. 脏腑功能失调

咳嗽的病位主脏在肺，又与肝、脾、肾相关。肺失宣降是咳嗽的主要病机，病理状态为脏腑功能失调，风（内风）、痰饮和郁火为主要致病因素，其产生多归结于外邪留恋、饮食劳倦、情志失调及体质因素等。所谓内风，既包括风邪留伏，久不能祛，沦为内风者，同时也包括素体过敏者，因其咳嗽咽痒、气道挛急、忽发忽止符合风邪特点，故也包含在内风范围内。此二者皆是导致肺气上逆、肺失宣降的主要原因。内伤宿疾者，常由禀赋不足或肺系疾病日久，迁延不愈，耗气伤阴，肺主气功能失司，肃降无权而肺气上逆作咳。其他脏腑功能失调，根据五脏相生相克关系及病邪转化皆会影响肺的宣降功能而引发咳嗽。如肝肺同病者，常因情志刺激，肝失条达，气郁化火，气火循经上逆犯肺，致肺失肃降而作咳。肺脾同病者，饮食不当，嗜烟好酒，内生火热，熏灼肺脾，灼津生痰，或生冷不节，肥甘厚味，损伤脾胃，呃逆反酸，致使痰、气、火、饮等有形或无形之邪上干于肺或咽喉，可直接或间接导致肺气上逆或咽喉不利而作咳。肺肾同病者，肾气亏虚，肾不纳气，肺气失敛而作咳。又因肺与大肠相表里，故大肠腑气不通也可导致咳嗽，体现出咳嗽的发生与脏腑功能失调的密切联系。

四、验案举例

验案一：

殷某，男，80岁。2019年1月8日初诊。主诉：咳嗽半月，伴咳痰。半月前无明显诱因出现咳嗽、咳痰，痰色白，质地黏稠，咳痰不畅，咽干、咽痒，气短，心烦，平素怕热，纳可，眠差，二便调。近日怕凉，感受冷气后容易咳嗽。舌黯，苔白腻，脉弦滑数。中医诊断：咳嗽，辨证为痰热蕴肺，宣降失常。治法：清热化痰，宣肺止咳。方药：麻杏石甘汤合止嗽散加味。麻黄10g，苦杏仁10g，石膏（先煎）30g，甘草10g，柴胡15g，桔梗10g，清半夏12g，厚朴15g，紫苏子15g，茯苓15g，冬瓜皮15g，瓜蒌20g，百部10g，紫菀15g，桂枝10g，炒枳壳15g，黄芩15g，细辛3g，五味子6g，白芍15g。7剂，日一剂，早晚分服。

2019年1月14日复诊：服药后咳嗽减轻，仍有白痰，咽痒，大便正常，日2～3次，吸凉风后容易咳嗽，脚凉，身不怕冷，舌紫黯，苔黄腻，脉沉弦滑。前方继服7剂。

后电话回访，无咳嗽、咳痰。

按：《黄帝内经》云："五脏六腑皆令人咳，非独肺也。然肺为气之主，诸气上逆于肺，则呛而咳，是咳嗽不止于肺，而不离于肺。"中医理论认为，肺为娇脏，易受内外之邪侵袭而为病，病则宣降失常，肺气上逆，发为咳嗽。治当疏风宣肺，理气止咳。止嗽散是《医学心悟》的名方之一，具有辛温解表，宣肺疏风，止咳化痰之功效。温润和平，温而不燥，润而不腻，散寒不助热，解表不伤正。止嗽散辨证关键在于其病机为"风痰恋肺"。经过多年观察慢性咳嗽患者风邪恋肺多见，因"风为百病之长，善行而数变"，其临床表现有鼻痒，眼痒，涕清，皮肤瘙痒。麻杏石甘汤出自《伤寒论》"汗出而喘，无大热者，可与麻黄杏仁甘草石膏汤"，由麻黄、杏仁、石膏、甘草四种中药组成，用于太阳病，后世医家多用之治疗风寒化热，或风热犯肺，以及内热外寒，但见肺中热盛,身热喘咳,口渴脉数等症。

本案患者近日恶寒,"有一分恶寒,便有一分表证",近日外感,再加上平素怕热、心烦,里热较甚,因此其病机为外寒内热。患者咽痒、咽干、吸凉气后易咳嗽,为风邪恋肺,故选用止嗽散。

验案二:

周某,男,73岁。2020年12月8日初诊。主诉:间断咳嗽咳痰2个月。2个月前感冒后出现咳嗽、咳痰,色白,质地黏稠,口干不苦。平素无明显怕凉怕热,喜温食,活动后气喘,易疲乏。纳可,眠可。大便日1次,成形不黏。小便可。舌黯红,苔淡黄腻略厚,根部剥脱,脉沉弦滑。中医诊断:咳嗽,辨证为脾虚痰湿。治法:健脾化痰,宣肺止咳。方药:六君子汤、金水六君煎、半夏厚朴汤加减。太子参20g,茯苓15g,麸炒白术15g,炙甘草10g,陈皮15g,法半夏10g,麸炒枳实15g,竹茹15g,瓜蒌30g,当归15g,熟地黄20g,姜厚朴15g,炒紫苏子15g,前胡15g,赤芍15g,葶苈子(包煎)12g,地龙12g,麦冬20g,北沙参20g,黄芩12g,生姜10g。7剂,水煎服,日一剂,早晚分服。

2020年12月15日复诊:药后咳嗽好转,痰减少,仍不易咳出,气喘好转,纳食可,大便畅,偶有反酸,舌黯红,苔淡黄腻略厚,根部剥脱,脉沉弦滑。前方去枳实、竹茹、赤芍、麦冬,加杏仁10g,枇杷叶15g,瓜蒌30g,白前15g,紫菀15g,荆芥10g,百部12g,继以健脾化痰,宣肺止咳治疗。

后电话回访。患者咳嗽、咳痰明显好转。

按: 本案患者咳嗽已达两月,既往有肺间质病变病史,故患者为内伤咳嗽,由外邪引发,素体脾肾亏虚,加之痰热内蕴,肺失宣降则咳嗽,肾不纳气故动则气喘。本病案以六君子汤健脾化痰,为培土生金之法,即补脾益肺。借五行相生的理论,用补脾益气的方药补益肺气。临床多用于咳嗽日久,痰多清稀,兼见食欲减退、大便溏、四肢无力、舌淡脉弱等肺虚脾弱的证候。合用金水六君煎为金水相生之意。金水六君煎为明代张景岳所创，认为"外感之嗽，凡属阴虚血少，或肾气不足，水泛为痰，而咳嗽不能愈者，悉宜金水六君煎加减主之，足称神剂。"本案患者年迈阴虚，血气不足，外受风寒，咳嗽呕恶，喘逆多痰，故用金水六君煎确有良效。另外，地龙清肺平喘，用于肺热哮喘，治邪热壅肺，肺失肃降之喘息不止，喉中哮鸣有声者具有良好效果。

验案三：

李某，女，28岁。2018年6月19日初诊。主诉：反复咳嗽2个月。无明显诱因间断咳嗽2个月，无痰，干咳，白天咳嗽明显。纳食可，大便正常，睡眠梦多，腿怕凉，月经时间10天，周期28天，前几天量可，色红，有痛经，后几天量少、色黑，经常发作阴道炎，有白带排不出来，白带乳白色、阴部发痒。舌紫黯，舌尖红，苔白腻，脉沉弦涩。中医诊断：咳嗽，辨证为寒凝血瘀，瘀血阻络。治法：通阳活血，化瘀通络止咳。方药：桃红四物汤合桂枝茯苓丸加减。桃仁10g，红花10g，当归20g，赤芍15g，川芎15g，生地黄15g，桂枝6g，茯苓15g，牡丹皮15g，泽兰15g，益母草20g，茺蔚子15g，牛膝15g，生薏苡仁30g，太子参15g，炙甘草10g，生艾叶10g，花椒5g，旋覆花（包煎）10g，前胡15g。7剂，水冲服，日一剂，早晚分服。

2018年6月26日复诊：自述药后咳嗽明显好转，现已基本不咳嗽，腿怕凉好转，纳可，大便正常，睡眠改善，梦多好转，偶有憋气，舌紫黯，舌尖红，苔白腻，脉沉弦涩。前方去花椒、旋覆花、前胡，加土鳖虫9g，地骨皮15g，炒栀子6g，继续调经治疗。

后因其他病来诊，咳嗽痊愈，月经正常。

按：本案患者素有血瘀，外邪侵袭，耗伤肺气，殃及肺络，肺络郁滞，宣降失司，遂致久咳不愈。患者尚有寒邪久稽，寒凝血滞，寒邪不去，则瘀血不化。故选方用药以桃红四物汤合桂枝茯苓丸活血化瘀，并合艾叶、花椒温中散寒以促进血行。以旋覆花降气止咳，前胡宣发肺气止咳，服用全方一周后咳嗽即好转，充分体现了辨证施治的重要性。

验案四：

赵某，女，59岁。2020年11月24日初诊。主诉：咳嗽2天。受凉后出现咳嗽两天，黄痰，流黄涕，纳可，咽干，口不苦，大便不干，日1次，爱出汗，不喜凉食，舌淡红，苔白略厚，脉弦滑。既往有慢性心衰病史。中医诊断：咳嗽，辨证为风寒化热，痰热内蕴。方药：麻杏甘石汤合半夏厚朴汤合止嗽散加减。蜜麻黄10g，炒苦杏仁10g，生石膏（先煎）30g，炙甘草10g，黄芩15g，陈皮15g，法半夏10g，茯苓20g，姜厚朴15g，炒紫苏子15g，瓜蒌15g，浙贝母15g，桔梗10g，前胡15g，蜜紫菀15g，荆芥12g，蜜百部15g，北沙参20g，蜜枇杷叶15g，生姜10g。7剂，日一剂，早晚分服。

2020年12月2日复诊：服药后咳嗽症状基本消失，痰消失，纳食可，大便正常，基本痊愈。

按：本案患者外感后出现咳嗽，出现黄痰、流黄涕，咽干，患者为风寒化热入里，痰热内蕴，故以麻杏石甘汤散风清热，半夏厚朴汤化痰止咳，止嗽散宣肺止咳治疗，服用7剂药物后嗽止痰化。

验案五：

李某，女，40岁。2020年12月8日初诊。主诉：间断咳嗽1年。患者间断咳嗽1年，2020年曾服用中西药病情时轻时重，效果不明显，有白稠痰、咳不出，咽部干痒疼痛、异物感，纳可，睡眠可，大便偏干，日1次，偏怕热，容易燥热，喜热食，舌淡红，苔薄白，脉沉细。中医诊断：咳嗽，辨证为痰湿内蕴，寒热错杂。方药：射干麻黄汤合止嗽散加减。射干15g，蜜麻黄10g，干姜6g，细辛3g，醋五味子10g，法半夏10g，蜜紫菀15g，蜜款冬花15g，生石膏（先煎）30g，姜厚朴15g，瓜蒌30g，炒苦杏仁10g，炒僵蚕10g，蜜百部15g，荆芥穗10g，炒牛蒡子12g，芦根30g，北沙参20g，地骨皮20g，前胡15g，天花粉20g。7剂，日一剂，早晚分服。

2020年12月15日二诊：药后咳嗽减轻，但晚上闻异味仍容易咳嗽，痰不多，咽部干痒好转、仍有异物感，纳可，大便偏干好转，舌淡红，苔薄白，脉沉弦细。前方加熟大黄5g、地龙15g，7剂，日一剂，早晚分服。

2020年12月23日三诊：咳嗽明显好转，晚上闻异味仍偶有咳嗽，早上有少量黄痰，咽部干痒明显好转、异物感减轻，大便正常，纳可，舌淡红，苔薄白，脉沉细滑。前方干姜改为8g，去僵蚕，加黄芩12g。7剂，日一剂，早晚分服。

2020年12月30日四诊：晚饭后容易咳嗽，早上有黄痰，量不多，咽部干痒、有异物感，纳眠可，大便正常。月经颜色黯，前两天有血块。舌黯，苔薄白，脉沉弦细。调整处方，以百合固金汤加减：百合30g，生地黄20g，熟地黄12g，玄参15g，浙贝母15g，桔梗10g，炙甘草10g，麦冬20g，白芍15g，当归15g，瓜蒌30g，炒苦杏仁10g，蜜百部15g，芦根30g，北沙参30g，前胡15g，天花粉30g，熟大黄8g，荆芥10g，陈皮15g，炒紫苏子15g，蜜紫菀15g。7剂，日一剂，分两次口服。

2021年1月7日五诊：晚上咳嗽明显好转，早上痰减少，咽部仍有异物感，咽部干痒感减轻，纳眠可，大便正常，舌淡红，苔薄白，脉沉弦滑。前方加厚朴15g、牛蒡子12g、法半夏9g，7剂，日一剂，分两次口服。

按：咳嗽可分外感、内伤，无论外感或内伤所致的咳嗽，其主要脏腑在肺，由肺气不清、失于宣肃所致，故《景岳全书·咳嗽》说："咳证虽多，无非肺病。"《医学心悟》指出："肺体属金，譬若钟然，钟非叩不鸣，风寒暑湿燥火六淫之邪，自外击之则鸣，劳欲情志，饮食炙煿之火自内攻之则亦鸣。"但"五脏六腑均令人咳，非独肺也"，五脏六腑功能失调均可导致肺失宣肃而咳嗽。外感咳嗽属于邪实，为外邪犯肺，肺气壅遏不畅所致，表现风寒化热、风热化燥，或肺热蒸液成痰等情况。内伤咳嗽多属邪实与正虚并见。病理因素主要为"痰"与"火"。但痰有寒热之别，火有虚实之分；痰可郁而化火，火能炼液灼津为痰。他脏及肺者，多因邪实导致正虚，如肝火犯肺每见气火耗伤肺津，炼液为痰。痰湿犯肺者，多因脾失健运，水谷不能化为精微上输以养肺，反而聚为痰浊，上贮于肺，肺气窒塞，上逆为咳。若病久，肺脾两虚，气不化津，则痰浊更易滋生，此即"脾为生痰之源，肺为贮痰之器"之理。如痰湿蕴肺，遇外感而引触，转从热化，则可表现为痰热咳嗽；若转从寒化，则可表现为寒痰咳嗽。至于肺脏自病的咳嗽则多因虚致实。如肺阴不足每致阴虚火旺，灼津为痰，肺失濡润，气逆作咳，或肺气亏虚，肃降无权，气不化津，津聚成痰，气逆于上，引起咳嗽。

本案患者咳嗽迁延日久，导致肺阴亏虚，初诊时寒热错杂，因此寒热并用。然三诊之后，虽咳嗽减轻，但晚上餐后及闻异味容易咳嗽，考虑病久肺阴不足，给予百合固金汤加味后明显好转。

验案六：

钟某，女，3岁6个月。2020年12月8日初诊。主诉：咳嗽1个月。两个月前发热，遂就诊于北京某儿童医院，诊断为支气管肺炎，经输液治疗后好转（具体药物不详）。近1个月咳嗽，有痰咳不出，偶呕吐，大便干，日一次，纳好，舌红，苔淡黄略厚腻，脉弦滑。中医诊断：咳嗽，辨证为痰热蕴肺。治法：清热化痰。宣肺止咳。方药：小柴胡汤合麻杏石甘汤、半夏厚朴汤加减。北柴胡6g，黄芩5g，瓜蒌10g，炒苦杏仁5g，蜜麻黄3g，生石膏（先煎）10g，炙甘草3g，清半夏3g，姜厚朴6g，炒紫苏子6g，大黄2g，蜜枇杷叶6g，桔梗5g，前胡6g，紫菀6g，荆芥5g，陈皮6g，地龙 4g，甜叶菊 2g。7 剂，日一剂，早晚分服。

2020 年 12 月 15 日复诊：药后咳嗽好转，大便干好转，舌淡红，苔薄白，脉沉滑。前方去柴胡、蜜麻黄、生石膏、桔梗、前胡、紫菀、荆芥、地龙，加莱菔子 9g，焦神曲 6g，炒麦芽 6g，炒枳实 6g，白术 6g。

按：咳嗽可分外感、内伤，本案患者咳嗽属于外邪犯肺，风寒化热，痰热蕴肺，肺气壅遏不畅，肺失宣肃，治疗以清化痰热、宣肺止咳为法，痰热清则咳嗽止。

验案七：

郑某，男，7 岁。2020 年 12 月 16 日初诊。主诉：咳嗽 1 周。患者 1 周前感冒后咳嗽，有痰，偶流鼻血，纳差，大便时干时稀，2～3 天 1 次，舌红，苔薄白，脉沉弦。中医诊断：咳嗽，辨证为肺胃蕴热。治法：清热化痰。方药：银翘散合二陈汤加减。金银花 8g，连翘 9g，炒栀子 6g，淡豆豉 6g，薄荷（后下）9g，茯苓 10g，麸炒白术 10g，麸炒枳实 10g，陈皮 9g，焦六神曲 9g，炒莱菔子 10g，炒麦芽 10g，丁香 3g，炒牛蒡子 6g。7 剂，日一剂，早晚分服。

2020 年 12 月 25 日复诊：药后咳嗽已止。纳一般，大便正常，舌红，苔薄白，脉弦滑。继以保和丸加减调理脾胃。

按：儿童咳嗽多为脾胃积食，食积化热，加外感风邪，热邪内郁，侵犯肺脏，肺失宣肃，则发为咳嗽，因此以银翘散清宣郁热，佐以二陈汤化痰，郁热清、痰湿化，则咳嗽自止。

第二节　鼻　渊

一、概述

鼻渊是耳鼻喉科常见病、多发病，以鼻流浊涕、量多不止为主症，临床常见症状为：涕量多、鼻塞、嗅觉减退、前额痛、鼻后漏。鼻渊在现代医学中被称为急、慢性鼻窦炎。鼻窦炎与体内细菌感染、遗传、免疫功能缺陷、环境及空气污染等多种因素密切相关，由细菌、病毒、支原体感染及其他变态反应等引起。鼻息肉、鼻甲肥大、鼻腔结石、鼻中隔偏曲、鼻腔肿瘤、鼻腔填塞等阻碍鼻腔鼻窦通气也能导致鼻窦炎。

流行病学调查发现，我国鼻窦炎发病率约为8%，是耳鼻喉科最常见的疾病之一，影响患者的生活质量。现代医学主要以抗生素、血管收缩剂、抗组胺药、高渗盐水等对症治疗，或采用手术治疗，症状可有改善，受外界气候、情绪等影响易复发，且手术治疗易导致鼻黏膜水肿和粘连。中医药治疗鼻窦炎颇有建树。

二、历史沿革

"鼻渊"病名首见于《黄帝内经》，《素问·气厥论》云："胆移热于脑，则辛頞鼻渊。鼻渊者，浊涕下不止也。"这也是对鼻渊病因病机最早的描述。后世《重订严氏济生方》云："热留胆府，邪移于脑，遂致鼻渊。"《圣济总录·卷一六》亦云："夫脑为髓海，藏于至阴，故藏而不泻，今胆移邪热上入于脑，则阴气不固，而藏者泻矣，因脑液下渗于鼻，其证浊涕出不已，若水之有渊源也。"

三、病因病机

"胆移热于脑，则辛頞鼻渊"是鼻渊病机的最早阐述，后世多从此说，或在此基础上有所发挥。隋唐时，因避唐高祖李渊名讳，鼻渊病机的记载鲜少。宋金元医家多宗前人之说，对"胆移热于脑"致鼻渊的机制详细阐释。如《圣济总录》谓"脑为髓海，藏于至阴，故藏而不泻"胆移热于脑，则"阴气不固，而藏者泻矣"。明清诸医家突破前人鼻渊病机理论囿于热的认识，提出新观点，如费伯雄《医醇賸义》言鼻渊"致病有三：曰风也，火也，寒也"。

1. 风

明代周文采《医方选要·耳鼻门》："若风冷随气乘于鼻脑，则津液交流不能自收……鼻渊是也。"吴崑《医方考》指出风热伤脑致"脑气不固，液自渗泄"，浊涕不止。清代张德裕《本草正义》载鼻渊风寒、风热及肺热郁蒸之别，谓风寒"鼻塞多涕"，风热涕浊，肺热"黄脓腥臭"。易巍等进一步丰富风邪致病内涵，认为"风"包含外风与内风，血虚、血瘀、血热均可致风病，血参与风证发病及病理进程。

2. 火

（1）肝胆火热。自《黄帝内经》以降，后世阐述鼻渊病机多宗"胆移热于脑，则辛頞鼻渊"之说。明代陈士铎《辨证录·鼻渊门》对《黄帝内经》未明确叙述的胆热形成原因进行解释："酒先入胆，而胆不胜酒……而火毒存于其中矣。"清代《医醇剩义》指出阳邪外铄、肝火内燔致"火"伤脑漏，"鼻窍半通，时流黄水"。

（2）肺经郁热。明代《辨证录·鼻渊门》认为肺热则气粗，液必上拂，清虚之府不容败浊之物，故流浊涕。清代《张聿青医案·鼻渊》强调鼻渊肺经郁热证表现为"鼻窍窒塞""咳嗽却不甚盛，脉形滑大"。

（3）脾胃湿热。明代《景岳全书·鼻证》载酒醴肥甘致"湿热上熏，津汁溶溢而下，离经腐败"。清代《疡科指南医案·鼻部》谓"湿郁化火，火动风生"致鼻渊头痛。

3. 寒

明清医家突破前人鼻渊病机囿于热的认识，提出肺气虚寒、阳虚脑寒致鼻渊。张景岳《景岳全书·鼻证》曰"凡鼻渊脑漏，久病者，未必尽为热证"，执用寒凉恐生他病。《辨证录》载脑漏有"寒热二证，不独胆热而成之"，指出鼻流清涕，经年不愈者乃肺气虚寒所致。《医方考》谓头为六阳之会，"阳气自虚……令人脑寒面流清涕"。

4. 虚

（1）脾胃气虚：明代《景岳全书》载鼻渊"漏泄既多，伤其髓海，则气虚于上"。清代黄元御《四圣心源》曰："中气不运，肺金壅满，即不感风寒，而浊涕时下，是谓鼻渊。"杨伟丽等认为鼻渊乃肺脾气虚，阳气升发运化失常，内湿蕴结所致。

（2）阴精亏虚：清代《医述》谓鼻渊乃"肾水虚则胆火无制而上逆于脑"，蒸化浊涕所致。明代孙一奎《赤水玄珠》认为鼻渊为肾阴虚引起，提出鼻渊乃"肾阴虚不能纳气归元"，火迫肺金，津液肃降失其所致。清代《临证指南医案》谓"阴精不足,脑髓不固"，则"鼻渊淋下"。

5. 毒

脓毒致渊之理多为现代医家于临床实践中丰富。郭兆刚指出鼻渊病机为邪伏窦腔，灼蚀肌膜，化腐成脓。孔祥勇等从内痈论治鼻渊，重视正虚邪陷、气血壅遏、腐肉成脓之机。蔡玮认为鼻渊脓涕既为病理产物，又为致病之邪，酿生痰湿瘀毒。张勤修提出外源性邪毒与内源性毒搏结，化腐成脓致窦窍闭塞、发为鼻渊的病理机制。艾建伟等认为鼻窍喜通恶滞，感邪后易痰瘀阻窍，脓液积聚，形成脓性鼻渊。

6. 瘀

《灵枢·痈疽》言："营卫稽留于经脉之中，则血泣而不行……热盛则肉腐，肉腐则为脓。"气血壅遏不畅可致热盛肉腐成脓。清代叶天士《临证指南医案》认为"两三年鼻塞不闻，清涕由口呛出而气窒仍然"乃"邪郁既久，气血失其流畅"所致。经后世发挥，逐渐成为气血瘀阻致病的理论。鲁艳芳认为鼻渊郁热日久入血伤气，积而成瘀，阻滞窦窍。薛向上指出鼻渊临床检查所见黏膜充血水肿或分泌物为内结性瘀血，是血瘀化脓之证。

四、辨证论治

宋代医家多遵经旨以清泻胆热或辛散开郁法治鼻渊，以苍耳子散、防风通圣散为代表。随着明清医家对鼻渊病机认识的突破，涌现出清热通窍、温阳散寒、益气填精、排脓解毒等治法。

1. 辛散通窍

宋代严用和《重订严氏济生方》创苍耳子散治"流浊涕不止"，苍耳子、薄荷、辛夷、白芷4药"祛风散寒，宣肺通窍"，沿用至今。《普济方》载小消风散治"伤风头痛，鼻渊声重""川乌散治脑泻"，均以荆芥、防风等辛散药为主，前者含薄荷、石膏侧重散风热，后者含细辛、白芷侧重散寒通窍。

2. 清热通窍

（1）清泻胆热。宋代《圣济总录》载前胡汤和鸡苏丸治鼻渊肝胆郁热，强调"惟证候不同，故治疗亦异"。明代《辨证录》记载取渊汤和探渊丹治鼻渊。取渊汤以玄参解脑之火，柴胡、栀子清胆热，当归益脑气，辛夷入胆通脑，引药上行，清脑火、益脑气，火邪得清，涕流可止。探渊丹以麦冬、白芍为君，配以天花粉、生地黄、黄芩等，清而不凉，滋而不腻。清代张锡纯《医学衷中参西录》载："脉象弦而有力，宜用药清其肝胆之热……且浊涕常流，则含有毒性，若金银花、甘草、花粉诸药皆可酌加也。"其治鼻渊与前人有异，认为鼻渊为胆之移热，不宜用辛温药助辛热，而应重视结合脉象用药，脉弦而有力者加龙胆草、白芍，脉稍浮加阿司匹林，均少佐连翘、薄荷等宣散药防外感拘束，颇为独到。

（2）宣郁清肺。明代《辨证录》曰"郁病五脏皆有，不独肝木一经之能郁"，宜逍遥散和宣肺散。前者善治五郁，佐桔梗散肺邪，加黄芩泻肺热，宣肺经郁火；后者乃前者加减而成，加紫菀、麦冬、紫苏等入肺经之品，宣肺散邪。孙一奎《赤水玄珠》治鼻渊"保肺为君，开郁顺气为臣"，但强调应在戒怒节欲、远酒断炙基础上施治。清代《王九峰医案》以泻白散加减治"脑渗为涕"，桑白皮、地骨皮等清肺热、退虚热，杏仁宣利肺气，茯苓、甘草等健脾和中。

（3）清化湿热。明代王肯堂《证治准绳》论"右鼻管流浊涕，有秽气"者乃湿热痰积之疾,以酒黄芩、石膏、苍术、半夏等清热除湿药少佐宣肺通窍之品治瘥。清代《张聿青医案》谓"浊涕从脑而下,脉象细弦"者乃阳明湿热,故"导湿下行"。

3. 温阳散寒

明代《辨证录》载鼻渊"但流清涕而不腥臭,正虚寒之病",宜"温和之剂",以温肺止流丹温肺散寒,方中含石首鱼脑骨、细辛、荆芥、诃子、桔梗、甘草、人参,散中有收,攻中有补。《医方考》曰:"补脑散,阳虚脑寒,鼻渊者,此方主之。"头为诸阳之汇,阳虚则脑寒,流清涕不止,故以天雄(炮)、辛夷子、苍耳茸等补脑温阳。清代郑寿全《医法圆通》提出"肺气大衰,化变失权"致津液代谢失常,逆行鼻窍,流涕不止。当温补肺脏,忌过度宣散。尤怡《金匮翼》认为老人脑漏属"肾经虚寒使然者",可结合体质治以"八味及煖肾之剂"。

4. 健脾益气

明代《景岳全书》认为"凡鼻渊……气虚于上,多见头脑隐痛及眩运不宁等证",非"补阳不可",宜用十全大补汤、补中益气汤补中阳之气。清代庆恕《医学摘粹》指出"中气不运,肺金壅满,即不感风寒,而浊涕时下"者,宜桔梗玄参汤健脾祛湿、宣利肺气。

5. 滋阴降火,益肾填精

清代程杏轩《医述》载肾水虚则胆火无制,蒸化浊涕,药进"补水保肺"则"水壮火熄、木荣金肃",胆火安其位。至明代,《景岳全书》谓鼻渊乃炎上之火,古法以防风通圣散、苍耳散治兼辛散有所不宜,认为"清阴火而兼以滋阴,久之自宁",提出"高者抑之"之法,是鼻渊治疗的一大进展。清代《景岳全书发挥》言鼻渊"久病则有阴分不足",未必尽为寒,勿盲目补阳。《临证指南医案》载:"咸降滋填,鼻渊止……用虎潜法,减当归、陈皮,加天冬、淡菜胶、脊筋丸。"全方仿虎潜丸以咸降滋填,炼药为丸者,久病缓图,固本培元,治法颇有深见。其指出若将阴精不足、脑髓不固之鼻渊误认作风寒中脑之证妄施发散之法，则患者正气愈耗。

6. 排脓解毒

热毒炽盛、腐肉成脓者，宜排脓解毒。耿鉴庭对鼻渊给予排脓清窦汤（苍耳子、金银花叶、天花粉等），疗效颇佳。沈涛群拟解毒清窍方治热毒犯肺、肺热壅窍之鼻渊，该方含鱼腥草、金银花、败酱草、白芷等，具解毒排脓、祛风清热之效。张重华以外科治脓肿的托毒排脓、扶正祛邪法，拟"逐渊汤"治鼻渊，组方取《外科正宗》透脓散和《医宗金鉴》清肝保脑丸之意。

7. 活血化瘀

清代王清任《医林改错》曰："血府血瘀，血管血必瘀，气管与血管相连，出气安得不臭……早服血府逐瘀汤。"薛向上从血瘀辨治鼻渊，指出活血使血流畅达，去污生新，破瘀散结，达到治病之功。蔡玮认为鼻渊反复发病当用三棱、莪术逐瘀破血、通络散结，或虫类药去菀陈莝、去瘀生新。鲁艳芳认为鼻渊与风热相关，遵"祛风先行血，血行风自灭"之义，用红藤、川芎活血以祛风，防外风袭表、内风自生。

8. 其他疗法

明清医家以针灸、导引、纳鼻、吹鼻、熏鼻等法治鼻渊，使外治法得到较大发展。如明代《景岳全书》载灸法："上星三壮、七壮治浊涕……合谷并治鼻流臭秽。"清代《杂病源流犀烛》载鼻渊导引法："用中指尖于掌心搓令极热，熨搓迎香二穴，可时搓时运，兼行后功。"如今以中药制剂超声雾化、鼻窦灌洗、中药离子导入等法治疗鼻渊，取效良好。

五、验案举例

张某，男，56岁。2018年6月20日初诊。主诉：流鼻涕、打喷嚏6个月。6个月前受凉后打喷嚏、流鼻涕，平素怕冷怕风，沐浴后可诱发打喷嚏。偶有身痒，挠抓后加重，无皮疹。纳可，便溏，质黏，每日2～4次。既往咳嗽30余年，咽痒咳嗽，天气燥热时易诱发咳嗽。舌暗，苔白腻，有齿痕，脉弦滑。西医诊断：鼻炎。中医诊断：鼻渊，辨证为风寒夹湿夹热，治法：祛风散寒，清热祛湿。方药：大青龙汤加减。蜜麻黄6g，桂枝10g，炒苦杏仁6g，炙甘草10g，白芍10g，生姜6g，大枣10g，荆芥15g，防风15g，茯苓30g，炒苍耳子10g，生石膏（先煎）30g。7剂，日一剂，早晚分服。

2018年6月26日二诊：服药后打喷嚏、流鼻涕明显好转，每天发作次数明显减少，身痒好转，药后咳嗽好转，喝酒后容易咳嗽、喝凉水后咳嗽好转，头昏蒙，舌黯，苔白厚腻，有齿痕，脉弦滑。方药：蜜麻黄6g，桂枝10g，炒苦杏仁6g，炙甘草10g白芍10g，生姜6g，大枣10g，荆芥15g，防风15g，茯苓30g，炒苍耳子10g，生石膏（先煎）30g，麸炒苍术15g，生薏苡仁30g，当归15g，赤芍15g，海风藤10g，青风藤10g，白鲜皮15g，地骨皮15g。7剂，日一剂，早晚分服。

2018年7月4日三诊：药后打喷嚏、流鼻涕均明显好转，白天乏力，易犯困，纳食一般，大便不成形，偶发黏，舌黯，苔白厚腻，脉弦滑。以健脾化湿、凉血祛风方药7剂善后。药后随访半年鼻炎未发。

按：大青龙汤见于《伤寒论》第38条："太阳中风，脉浮紧，发热恶寒，身疼痛，不汗出而烦躁者，大青龙汤主之。若脉微弱，汗出恶风者，不可服之。服之则厥逆，筋惕肉瞤，此为逆也。"对于经文所论的大青龙汤证之基本病机，学术界素以"表寒里热"立论，并认定大青龙汤之功效为外散表寒、内清里热。大青龙汤中麻黄、桂枝可发汗解表，石膏可清热除烦，炙甘草可清热解毒，杏仁可降气除燥，生姜、大枣具有和中气之功效。众药合用，具有发汗解表、清热除烦之功效。本案患者以打喷嚏、流鼻涕为主症，但其主要病机为外感风寒，兼有里热，故选用大青龙汤加味，取得良好疗效。鼻炎主要与机体免疫力低下有关，诸多研究表明大青龙汤可改善患者的免疫功能，故该方剂对外寒内热证鼻炎疗效颇佳。

第三节 失 眠

一、概述

失眠是临床中最常见的睡眠障碍，可分为入睡困难、夜间易醒而难以复睡、早醒等。失眠在《黄帝内经》中称为"目不瞑""不得眠""不得卧"，并认为失眠原因主要有两种：一是其他病证影响，如咳嗽、呕吐、腹满等，使人不得安卧；二是气血阴阳失和，使人不能寐。《素问·病能论》曰："人有卧而有所不安者，何也？……脏有所伤及，精有所寄，则安，故人不能悬其病也。"《素问·逆调论》还记载有"胃不和则卧不安"，是指"阳明逆不得从其道""逆气不得卧，而息有音者"，后世医家延伸为凡脾胃不和、痰湿、食滞内扰，以致寐寝不安者均属此。《难经》最早提出"不寐"这一病名，《难经·四十六难》认为老人不寐的病机为"血气衰，肌肉不滑，荣卫之道涩，故昼日不能精，夜不得寐也"。汉代张仲景在《伤寒论》及《金匮要略》中记载了用黄连阿胶汤及酸枣仁汤治疗失眠。张景岳《景岳全书·不寐》较全面地归纳和总结了不寐的病因病机及其辨证施治方法，"寐本乎阴，神其主也，神安则寐，神不安则不寐。其所以不安者，一由邪气之扰，广由营气之不足耳"，还认为"饮浓茶则不寐，心有事亦不寐者，以心气之被伐也"。《景岳全书·不寐·论治》中指出："无邪而不寐者……宜以养营气为主治……即有微痰微火皆不必顾，只宜培养气血，血气复则诸症自退，若兼顾而杂治之，则十曝一寒，病必难愈，渐至元神俱竭而不可救者有矣。""有邪而不寐者，去其邪而神自安也。"《医宗必读·不得卧》将失眠原因概括为"一曰气盛，一曰阴虚，一曰痰滞，一曰水停，一曰胃不和"5个方面。《医效秘传·不得眠》将病后失眠病机分析为："夜以阴为主，阴气盛则目闭而安卧，若阴虚为阳所胜，则终夜烦扰而不眠也。心藏神，大汗后则阳气虚，故不眠。心主血，大下后则阴气弱，故不眠，热病邪热盛，神不精，故不眠。新瘥后，阴气未复，故不眠。若汗出鼻干而不得眠者，又为邪入表也。"因此，失眠的病机可归纳为阳不入阴，阴阳失调，营卫不和，脏腑失衡。

二、验案举例

验案一：

郝某某，女，51岁。2020年1月7日初诊。主诉：眠差十余天。患者十余天来，睡眠差，入睡可，但多梦易醒，常凌晨3～4点醒，醒后不易复睡，口中发涩，舌头发木，偶夜里自觉闹心、心慌，平素容易生气。纳食不佳，大便1～2天一次，不成形、发黏、排便费力。舌黯尖红，苔薄白腻，脉沉弦细滑。中医诊断：不寐，辨证为痰热扰神，心脾两虚。治法：清热化痰，补益心脾安神。方药：柴芩温胆汤合酸枣仁汤、安神定志丸加减。柴胡15g，黄芩15g，法半夏10g，生姜10g，茯苓30g，陈皮10g，枳实15g，竹茹15g，苍术15g，厚朴15g，瓜蒌30g，黄连6g，酸枣仁30g，茯神30g，远志10g，神曲15g，太子参20g，生龙骨30g，生牡蛎30g。7剂，水冲服，早晚各1次。

2020年1月14日复诊：药后睡眠明显好转，每日基本能睡到凌晨5点，多梦，乏力，无口苦，口发涩，纳食不佳，大便较前成形，仍有排不净感。舌黯尖红，苔淡黄腻略厚，脉沉弦细滑。初诊方加石菖蒲15g，藿香10g。14剂，水冲服，早晚各1次，继续巩固治疗。随访半年，患者睡眠维持较佳。

按：本案患者由于情志不舒，郁怒伤肝，疏泄失常，气机受阻，气血津液聚而成痰。肝气亢盛，郁而化火，痰火胶着，上扰于心，心神不安，诱发多梦易醒的症状。闹心、心慌，舌黯尖红，苔薄白腻，脉沉弦细滑，均为痰热扰神之症。因此治疗上以清火化痰为主，辅以养心安神。徐春甫在《古今医统大全·不寐候》详细描述痰火不寐的病机，"痰火扰心，心神不宁，思虑过伤，火炽痰郁，而致不寐者多矣。有因肾水不足，真阴不升而心阳独亢，亦不得眠。有脾倦火郁，夜卧遂不疏散，每至五更随气上升而发躁，便不成寐，此宜快脾发郁，清痰抑火之法也"。指出由于情志失调，心肾不交，脾虚气郁，导致气郁化火或心阳亢盛，火热炼液为痰。主张补脾发郁、清痰抑火为治疗大法，强调养血安神，防止病情反复发作。

验案二：

关某某，女，64岁。2019年7月31日初诊。主诉：失眠40年。患者40年来失眠，睡眠不佳，每晚睡3～5小时，梦不多，自汗，恶心，爱打嗝，口中有异味，纳佳，大便稀、不黏，偶小腹胀痛。舌黯红，苔淡黄厚腻满布，脉沉弦滑。中医诊断：失眠，辨证为肝胃郁热证。治法：清化痰热，和中安神。方药：柴芩温胆汤合栀子豉汤加味。柴胡15g，黄芩15g，法半夏10g，茯苓20g，炒白术15g，陈皮10g，炙甘草10g，竹茹15g，葛根15g，黄连6g，栀子10g，淡豆豉10g，山药20g，莲子肉20g，炒白扁豆20g，苍术15g，姜厚朴9g，广藿香10g。7剂，水冲服，早晚各1次。

2019年8月5日二诊：药后睡眠改善，恶心好转，纳佳，仍自汗，偶有前胸灼热感和左胁下窜痛，大便较前成形。舌淡红，苔薄淡黄，脉沉弦滑。初诊方去藿香，加连翘15g，川楝子10g，延胡索15g。7剂，水冲服，早晚各1次。

2019年8月14日三诊：睡眠明显好转，恶心、胁肋窜痛消失，自汗减轻，偶有前胸灼热感，耳鸣，咽部发黏，感觉有痰，纳佳，大便不规律。舌黯红，苔白厚腻，脉沉弦滑。二诊方去川楝子、延胡索，加当归15g，白芍15g，炒薏苡仁20g，钩藤15g，牡丹皮20g。7剂，水冲服，早晚各1次。

2021年1月6日四诊：自述2019年就诊3次服药后睡眠明显好转，近1年余睡眠基本正常，每夜能睡6～7个小时。2020

年10月至就诊时再次出现睡眠障碍，继续以柴芩温胆汤合酸枣仁汤治疗。

按：失眠的病因以情志、饮食或气血亏虚等内伤病因居多，由这些病因引起心、肝、胆、脾、胃、肾的气血失和，阴阳失调，其基本病机以心血虚、胆虚、脾虚、肾阴亏虚进而导致心失所养及由心火偏亢、肝郁、痰热、胃失和降进而导致心神不安两方面为主。其病位在心，但与肝、胆、脾、胃、肾关系密切。失眠虚证多由心脾两虚，心虚胆怯，阴虚火旺，引起心神失养所致。失眠实证则多由心火炽盛，肝郁化火，痰热内扰，引起心神不安所致。本案患者失眠病程较长，表现为口气重、舌质红、苔黄厚腻等一片中焦郁热之象，是为肝郁化火，痰热内扰，引起心神不安，故选用柴芩温胆汤合栀子豉汤加味，治疗不足一月，40年的失眠顽疾竟得以缓解。

验案三：

王某某，男，25岁。2021年1月8日初诊。主诉：失眠4年余。患者4年前刚毕业时因思虑睡眠变差，入睡困难，多梦，眠浅容易醒，不易复睡，每晚睡3~4个小时，服安神补脑液效果不明显。怕热，夏天容易出汗，易急躁，喜热食，无胃脘不适，纳食可，大便正常，日一行。舌黯红，苔腻微黄略厚，脉沉弦细。中医诊断：失眠，辨证为痰热内扰，心神不宁。治法：清热化痰，养心安神。方药：芩连温胆汤合酸枣仁汤加减。黄芩12g，黄连6g，茯苓20g，陈皮15g，法半夏10g，炒枳实15g，竹茹15g，白芍15g，麦冬20g，生地黄15g，柏子仁15g，酸枣仁50g，茯神30g，远志10g，首乌藤30g，煅磁石30g，百合30g，知母15g。7剂，水冲服，早晚各1次。

按：本案患者是青年男性，思虑日久伤脾，脾虚生痰，痰蕴化热，痰热扰神，心神不宁，导致失眠。《素问·逆调论》曰："胃不和则卧不安。"脾胃位属中焦，升降阴阳，交通气机，是全身气机之枢纽。脾在志为思，思虑日久伤及脾脏，导致脾气虚。

脾虚则中焦气机斡旋不利，运化失常，水液代谢失调，聚而成痰，痰郁日久化热，形成痰热，扰动心神，出现失眠。《景岳全书·不寐》引用徐东皋所言："痰火扰乱，心神不宁，思虑过伤，火炽痰郁而致不眠者多矣。"故治疗以清热化痰安神为法，选用芩连温胆汤清热燥湿化痰，酸枣仁汤养心安神，使邪去神安，则不寐自愈。

附言：

温胆汤是《备急千金要方》中的名方，主要用来治疗"大病后虚烦不得眠"。原方由竹茹、枳实、半夏、生姜、陈皮、甘草六味药组成。到了宋代，在陈无择所著的《三因极一病证方论》中，于温胆汤原方基础上加入茯苓、大枣二味，但目前临床上一般不用大枣。《医宗金鉴·删补名医方论》认为本方主治"热呕吐苦，虚烦，惊悸不眠，痰气上逆"，并在《伤寒心法要诀·汇方》中以歌诀形式概括其主症为"口苦呕涎烦惊悸"。关于温胆汤可从以下5个方面认识。

（1）方名考：从温胆汤的药物组成来看，本方属于化痰清热、和肝胆、除虚烦、定惊悸的方剂，作用在于清而不在于温，与温寒暖胆的方剂明显有别。那为什么不把本方叫做"清胆汤"，反而叫"温胆汤"呢？中医认为肝属刚脏，性喜条达而忌抑郁，胆喜宁静而恶烦扰。《备急千金要方》说"胆腑者，主肝也。肝合气于胆，胆者中清之腑也"，可见肝胆在生理上是相互沟通的。由于肝胆之气具有生、升的特点，以舒畅条达为平，古人将肝胆之气比类春气之温和，温则胆气才能条达。如果痰热邪气客于肝胆，则肝胆失其温和则发病。欲复其性，必先去其痰热，痰热去则胆气自和而温，因此用"温胆汤"作为方剂的命名。

（2）温胆汤证的病机概括起来可以分为以下几方面。①情志因素：凡七情所伤，如恼怒、抑郁、思虑不决等，都能影响肝胆而使气机不利，不能顺其生长发陈之性，于是木气郁而土气不达，土气不达则易生痰湿；气郁日久则化热，痰与热因气郁而交阻，则内扰肝胆为患。②饮食内伤：如嗜食肥甘厚味，以致素体痰湿壅盛，日久蕴而化热，内犯肝胆而成疾。

（3）外邪所伤：如外受湿热，或被暑湿所伤，或大病后痰饮未消，余热未尽，痰热扰于肝胆而为病。

总之，痰壅气郁，肝胆失于疏泄，久而化热生火，以致痰、气、火三者交郁，就形成了"温胆汤"证。

（4）温胆汤临床运用十分广泛，涉及多种病证，其主要脉证是：头目眩晕或疼痛，失眠，心烦，恶心，呕吐，心悸，胸胁胀满或疼痛，胆怯易惊。舌质红绛，舌体胖大，苔黄白而腻，脉弦滑或数。其主症分析如下：肝胆风火相煽，夹痰热上扰，壅闭清阳之位，故头目眩晕或疼痛；肝胆气郁而失于决断，神魂无主，所以心悸而善惊；痰热内扰心神则烦躁不宁，失眠而多梦不安；木郁土壅，脾胃升降失常，往往出现泛恶欲吐，纳呆；肝胆气郁，使其经脉不利，则胸胁胀满或疼痛。此外，痰为百病之母，更兼火性肆虐，病在少阳，枢机不利，气机升降出入失常，各种兼夹证比较多见，或夹湿热，或夹食滞，或夹阳亢，或夹风阳入络等证。

（5）临床运用：温胆汤加减得当，一定要掌握其加减变化的基本规律，临床上可治疗多种病证而取效。①柴芩温胆汤：治疗少阳气郁化火，经气不利较严重者，如胸胁苦满或疼痛，口苦，目赤，偏头痛或气窜作痛等，加柴胡、黄芩，布达少阳气郁，发越少阳火郁，而能利少阳枢机。若胁下痞硬，加生牡蛎、川楝子；胸胁疼痛引背者，则加片姜黄、南红花。②黄连温胆汤：治疗痰热扰心而热势较重，以心烦不安或失眠为主。火热重者再加黄芩，以清泄胆腑火热之邪。③归芍温胆汤：治疗少阳痰热而兼阴血亏虚。肝为藏血之脏，体阴而用阳。气郁化火，最易耗损肝血，血虚不荣则见头皮或肢体麻木，肢体拘急痉挛或肢颤，或周身窜痛，舌质红绛少苔或有裂纹，加当归、白芍滋养肝血；若女性患者头晕或头痛以月经期为甚，上方再加白薇、党参；头胀痛者加夏枯草，巅顶头痛加川芎、刺蒺藜，后脑痛加桂枝；阴虚严重而舌质光绛者，可加生地黄或乌梅。④龙牡温胆汤：治疗胆气虚怯，心神不宁所致的惊怖而夜寐不安。加龙骨、牡蛎可以敛神定志,同时加大茯苓剂量,以加强其安神的功效。严重者,可再加夜合花、首乌藤与龙齿。⑤桃红温胆汤:治疗少阳痰热而兼有血瘀脉阻,出现神呆或健忘,舌质有瘀斑,加桃仁、红花活血化瘀而通利血脉,严重者可再加川芎、赤芍。⑥丹栀温胆汤:治疗痰热内蕴,少阳相火郁勃,出现心烦不安或烦热汗出等,加牡丹皮、栀子以泄少阳相火。若五心烦热,加知母、黄柏;午后低热或盗汗加青蒿、地骨皮。⑦郁蒲温胆汤:治疗痰热蕴于胸膈,痹阻气机而见胸闷胸痛等,加郁金、石菖蒲豁痰利气以开痹。若善太息或心中懊恼者,加佛手、香附,由于痰湿上蒙心窍而出现神呆不语或语言不利者,也可加此二味豁痰开窍,严重者加远志、珍珠母、胆南星、天竺黄等。⑧苍柏温胆汤:治疗痰热夹湿热下注,而见腰膝疼痛,尿黄短不利,妇女带下多等,加苍术、黄柏清下焦湿热。带下黄秽加土茯苓、椿根皮;湿邪重而厌食油腻者,加茵陈、滑石。⑨黛蛤温胆汤:治疗少阳痰热,相火郁勃而扰心犯肺,出现躁烦神狂多梦,或咳嗽痰多者,加青黛、海蛤壳清肝凉血,涤痰化结。痰多加瓜蒌子、枇杷叶;吐痰不爽加海浮石。⑩羚钩温胆汤:治疗少阳痰热而夹肝阳上亢动风,眩晕耳鸣或昏仆,腰膝酸软,或肢麻、肢颤,加羚羊角、钩藤平息肝风。⑪蚕蝎温胆汤:治疗痰热动风入络而见肢体麻木,项强疼痛或肢体拘急痉挛,加全蝎、僵蚕虫类搜剔之品以通经活络。⑫硝黄温胆汤:治疗少阳痰热而夹有胃家实滞,症见腹胀满,大便干结或不爽,加大黄、芒硝或风化硝通腑泄热,以和胃气。以上所举的12种兼夹证,常常伴随着主证而出现,主证与兼证在病机上有着内在的联系,如果能将以上所说的各种证治规律及特点熟记于心中,临证时审察病机之所变、病证之所偏重而加减变化不拘一格,则用方投药,多能取效。

验案四:

刘某,女,48岁,2020年10月21日初诊。主诉:眠差1年。

患者睡眠差1年，容易心烦急躁，后背疼痛，足心热，睡觉时脚盖不住被子，纳一般，大便1~3天1次，不干，偶费力。舌黯红，苔薄白，脉沉弦细。既往有高血压4年余，现服药控制，效果尚可。甲状腺结节术后1年余。查体：血压120/80mmHg。中医诊断：失眠，辨证为心肝火旺。治法：疏肝清热，养心安神。方药：加味逍遥丸合甘麦大枣汤。当归15g，白芍15g，川芎10g，生地黄15g，柴胡15g，炒枳壳15g，赤芍15g，牡丹皮15g，栀子10g，淡豆豉10g，黄连6g，黄柏6g，浮小麦30g，炙甘草10g，大枣15g，陈皮15g，女贞子15g，墨旱莲15g，酸枣仁30g，茯神30g，远志10g，知母15g，生姜6g。颗粒剂，14剂，水冲服，早晚各1次。

2020年11月4日二诊：药后睡眠略改善，服用艾司唑仑片后睡眠可，仍多梦，容易心烦燥热，晨起口苦，足心热好转，纳可，大便日一次。舌尖红，苔白略厚，脉沉弦细。改为芩连温胆汤合酸枣仁汤加减，方药：黄芩15g，黄连6g，茯苓20g，陈皮15g，法半夏9g，炙甘草10g，炒枳实15g，竹茹15g，酸枣仁50g，茯神30g，远志10g，百合30g，知母15g，生龙骨30g，生牡蛎30g，浮小麦30g，大枣15g，生姜6g，栀子10g，淡豆豉10g。颗粒剂14剂，水冲服，早晚各1次。

2020年11月18日三诊：睡眠仍不理想，多梦容易醒，心烦好转，晨起口干口苦，大便不畅。舌红，苔黄厚腻，脉沉弦细滑。二诊方改黄连为10g，加麦冬15g，生地黄20g，淡竹叶12g，莲子心10g。14剂，水冲服，早晚各1次。

2020年12月2日四诊：睡眠改善，每晚能睡6个小时，偶有后背前胸闷痛，晨起仍口苦。纳可，大便较前通畅。舌淡红，苔白厚腻，脉沉弦滑。二诊方加枳壳15g，桔梗10g，颗粒剂14剂，水冲服，早晚各1次。

按：本案患者为中年女性，平素肝火旺盛，脾气急躁。现又及七七之年，肝经气血日渐亏虚，阴虚无法制约阳气，肝火上炎，母病及子，引动心火，导致心肝火旺，心神扰动，出现失眠。治以疏肝清热、养心安神。方选加味逍遥丸合甘麦大枣汤加减。方中黄连、黄柏清泻心肝之火；当归、白芍、生地黄养血柔肝；柴胡、枳壳、陈皮疏肝行气，气行则痰散；赤芍、川芎清热活血，栀子、淡豆豉清热除烦；浮小麦、炙甘草、大枣养心阴，安心神；生姜少少予之，防止寒凉太过伤胃；女贞子、墨旱莲补益肝肾；酸枣仁、茯神、远志养心安神。患者足心热，有阴虚火旺之势，知母、牡丹皮清虚热。二诊患者舌苔变厚，考虑内热太盛，煎灼水液成痰，改用芩连温胆汤合酸枣仁汤加减，以清热化痰，养阴安神。三诊患者有口干的阴伤症状，火势仍旺，故加大黄连用量，并加用淡竹叶、莲子心增强清心泻火力度，麦冬、生地黄清养心肝之阴。四诊患者睡眠明显改善，说明火热之势减轻，偶有胸闷情况，加用枳壳、桔梗通畅气机。

验案五：

张某某，男，37岁。2020年12月22日初诊。主诉：眠差2个月。患者近2个月来眠差，容易醒，多梦，睡眠浅，容易心烦急躁，口气重，偶口干，喜热食，既怕冷也怕热，掉头发多，头发油，腰部怕凉，纳可，大便成形，发黏，排便痛快。舌黯红，苔白略厚，脉沉弦滑。中医诊断：失眠，辨证为心肾不交，痰热扰心。治法：交通心肾，清热化痰安神。方药：黄连阿胶汤合交泰丸、温胆汤加减。黄芩15g，黄连6g，白芍20g，生地黄15g，阿胶6g，茯苓20g，陈皮15g，法半夏10g，炒枳实15g，竹茹15g，炒白术15g，肉桂6g，生姜10g，酸枣仁30g，茯神30g，远志6g，太子参20g，杜仲20g。颗粒剂7剂，水冲服，早晚各1次。

2020年12月29日复诊：药后睡眠改善，口气减轻，腰部怕凉，爱出汗，纳可。舌黯红，苔薄白，脉沉弦细滑。初诊方加黑顺片5g，白薇15g，生龙骨30g，生牡蛎30g。颗粒剂14剂，水冲服，早晚各1次。

按： 失眠虚证多由心脾两虚，心虚胆怯，阴虚火旺，引起心神失养所致；实证则多由心火炽盛，肝郁化火，痰热内扰，引起心神不安所致。失眠久病可表现为虚实兼夹。本案患者由于上焦心火旺盛，神无所依，导致失眠多梦，心烦。心火独亢，不能下降温养肾水，导致心肾不交，心火旺，肾阴阳两虚之象。患者大便黏腻，头发油滑，舌苔厚，又有痰邪之象，属于虚实夹杂，本虚标实之证。因此选用黄连阿胶汤合交泰丸、温胆汤以交通心肾，清热化痰安神。黄连阿胶汤出自《伤寒论》，交泰丸源自《韩氏医通》，两者均是治疗心肾不交的名方，临床症见心悸、失眠、眩晕、耳鸣、健忘、五心烦热、咽干口燥、腰膝酸软、遗精带下等。但其病机稍有差别，黄连阿胶汤的病机是肾阴不足，阴虚火旺，交泰丸的病机是相火不足，心火独亢。临床常将两方合用，以调整心肾阴阳及水火失调。

验案六：

王某某，女，32岁，2019年1月21日初诊。主诉：眠差5年余。患者2014年生产时出血量较大，之后出现眠差，入睡难，需服用助眠药方能入睡，严重时彻夜不眠，伴腰痛、腰酸，手足凉，全身恶风寒，时有头晕、偏头痛，胁肋部及胃脘胀满，无烧心反酸，纳食少，喜热食，大便不成形，日2次，尿频，伴尿痛，时有心慌，气短，晨起口干。月经周期延长，带经时间延长，量少，色黯，无痛经。舌苔白，中根部苔厚，脉沉细数。有多囊卵巢综合征病史。平素血压（80～90）/50mmHg。中医诊断：失眠，辨证为心脾两虚，肾阴虚，心肾不交。治法：补益心脾，交通心肾，安神定志。方药：炙黄芪40g，红参20g，炙甘草12g，炒白术30g，黄连6g，阿胶（烊化）12g，熟地黄20g，炒酸枣仁60g，柏子仁20g，珍珠母（先煎）20g，紫贝齿（先煎）40g，焦三仙40g，远志10g，茯神15g，首乌藤15g，朱砂粉（冲服）0.5g，广木香10g，茵陈12g。7剂，水煎服，早晚各1次。

2019年1月24日复诊：自述服药2天后，失眠、心慌、气短、手足凉均好转，大便不成形好转，纳差好转，腰酸好转，自觉服药后身发热，饭后汗出，仍有右胁肋胀痛，口干，眼睛干涩，乳房胀痛。舌苔淡黄，根有剥脱，脉弦细沉。初诊方去炒白术、广木香、首乌藤；加木瓜30g，茯苓皮30g，汉防己30g，厚朴20g，夜明砂（包煎）6g。14剂，水煎服，早晚各1次。

按：本案患者为育龄期女性，既往有大出血病史，出血后开始出现眠差，甚至彻夜不眠的情况。血能载气，气血养心神，大出血导致气随血脱，使气血双亏，神无所养，从而出现失眠。辨证为心脾两虚。此外，患者腰酸属肾虚易辨，手足凉、恶风寒容易辨为阳虚，然据晨起口干，辨为肾阴虚，心肾不交。方中虽无温阳、通阳之品，经补益心脾、交通心肾、安神定志治疗后，患者失眠好转，同时手足凉、恶风寒明显缓解，说明患者手足凉为气血不足、阳气不达，而非真阳虚也。全方共奏补益心脾、交通心肾、安神定志之效，服药2剂即显效，说明辨证恰当，治疗准确。

第四节 胸　痹

一、概述

胸痹是指胸部闷痛，甚则胸痛彻背，喘息而不能平卧的一种临床病证，病因可见外感邪气、饮食不节、劳倦内伤、情志失调等。胸痹病名最早出自《灵枢·本藏》："肺小，则少饮，不病喘喝；肺大则多饮，善病胸痹、喉痹、逆气。"主要描述的是饮邪犯肺，肺气痹阻不通所导致的胸痹证。东汉张仲景在《黄帝内经》的基础上进一步发展创新，将胸痹和心痛联系到一起，并提出"阳微阴弦"的病机。《金匮要略·胸痹心痛短气病脉证治第九》云："夫脉当取太过不及，阳微阴弦，即胸痹而痛，所以然者，责其极虚也。今阳虚知在上焦，所以胸痹心痛者，以其阴弦故也。"指出上焦阳气不足，胸阳不振，下焦阴寒太甚，痰浊水饮寒邪上泛侵袭胸阳是胸痹的基本病机，也是临床辨治胸痹的基本思路。巢元方主张胸痹以虚为先，以寒邪为患，在人体正气不足的情况下，外感寒邪直中或者经他脏传变，侵袭于心均可发病。《诸病源候论》谓："寒气客于五脏六腑，因虚而发，上冲胸间，则胸痹""心痛者，风冷邪气乘于心也，其痛发有死者，有不死者。"《圣济总录》提及："卒心痛者，本于脏腑虚弱""诸阳气虚，少阳之气逆，则阳虚而阴厥，至令心痛。"指出胸痹虚证是由于脏腑虚弱，阳气不足导致。《太平圣惠方》描述到"胸痹疼痛痰逆于胸心膈不利"，发展了痰邪致痹的理论。《玉机微义》记载："气血虚损及素作劳羸弱之人患心痛者，皆虚痛者。"强调虚而胸痹，虚者除气血不足以外，还可见阴虚、阳虚，虚是胸痹发生的根本。"夫心主诸阳，又主阴血，阳虚而邪盛者亦痛，因邪而阴、血凝注者亦痛，阴虚而邪盛者亦痛。"清代对于瘀血致病论讨论深入，王清任主张"突然胸痛，前方皆不应，用血府逐瘀汤一付痛立止"。唐容川在《血证论》也提及"心病血急宜去瘀为要"。综上所见，本虚标实是胸痹病机关键，临床虽以痰浊、血瘀、气滞等实性因素多见，但也不应忽视虚证存在，应当仔细辨证，灵活运用。

二、验案举例

验案一：

李某某，男，47岁。2018年8月8日初诊。主诉：反复胸闷、憋气十余年。十余年来患者反复阵发性胸闷、憋气，劳累后易发，发作时伴头痛、头胀。平素无明显怕冷怕热，脾气急，纳食可，睡眠较差，入睡困难，大便日1次，不成形、发黏。舌黯，苔白腻，脉沉弦。体格检查：血压120/80mmHg，心率75次/分，律齐，双下肢不肿。中医诊断：胸痹心痛，辨为痰浊瘀阻证。治法：豁痰行气，活血通络。方药：温胆汤合柴胡疏肝散、丹参饮加减。茯苓30g，陈皮10g，清半夏10g，炙甘草10g，枳实10g，竹茹15g，柴胡

15g，炒枳壳 15g，香附 15g，川芎 15g，赤芍 15g，郁金 15g，牡丹皮 15g，栀子 10g，苍术 15g，厚朴 15g，青皮 10g，白芷 10g，木香 10g，丹参 20g，砂仁 10g，檀香 10g。颗粒剂 7 剂，水冲服，早晚各 1 次。

2020 年 12 月 29 日复诊：自述 2 年前服药后胸闷憋气明显好转，基本恢复正常，未再服药。近期又有胸闷、憋气，偶有前胸刺痛，感觉胸部上下不通，周身乏力，眠差，纳差，大便偶不成形、发黏，偶有腹泻。舌黯红，苔白厚腻，脉沉弦细。前方加瓜蒌 20g，薤白 15g，炒枳实 10g。颗粒剂 7 剂，服法同前。

按：胸痹基本病机为胸中气机不畅，可与气滞、痰浊、血瘀等因素有关，且三者往往交叉混杂，部分患者可兼虚实夹杂，虚证可见气虚、血虚、心阳不足等。本案患者病程较长，肝主疏泄，肝郁日久，气机运行不畅，壅滞胸中，故见胸闷、憋气。气机失调，影响血液、水液运行，形成痰瘀，不痛则通，故见头胀痛，大便黏腻，舌黯，苔白腻。因此，治疗上以豁痰行气、活血通络为法。选方以温胆汤豁痰利气，柴胡疏肝散疏肝行气，疏通气机，丹参饮行气活血，三方合方，共达豁痰行气、活血通络止痛之功，因此，患者反复胸闷、憋气十余年，服 7 剂药症状即明显缓解，效果维持 2 年。

验案二：

李某某，女，33 岁。2021 年 1 月 8 日初诊。主诉：阵发胸痛 1 个月。患者近 1 个月来反复发作胸痛，剑突上位置为主，为紧缩感，呈阵发性，严重时伴恶心，每于生气时容易发作。纳可，眠可，大便正常，日 1 次。月经量少，颜色黑，有血块，月经第 1 天腰酸痛，经前胸胀，爱发脾气，喜凉食。舌黯尖红，苔白略厚，脉沉弦滑。中医诊断：胸痹心痛，辨证为肝郁气滞血瘀。方药：柴胡疏肝散合丹参饮加减。柴胡 15g，陈皮 10g，川芎 15g，赤芍 15g，枳壳 15g，香附 15g，川楝子 10g，延胡索 15g，丝瓜络 20g，王不留行

15g，丹参30g，砂仁（后下）3g，檀香（后下）3g，郁金15g，牡丹皮20g，栀子10g，地黄15g，当归12g。饮片7剂，水煎服，早晚各1次。

按：胸痹心痛是由正气亏虚，饮食、情志、寒邪等引起的以痰浊、瘀血、气滞、寒凝痹阻心脉，以膻中或左胸部发作性憋闷、疼痛为主要临床表现的一种病证。轻者偶发短暂轻微的胸部沉闷或隐痛，或为发作性膻中或左胸含糊不清的不适感；重者疼痛剧烈，或呈压榨样绞痛。常伴有心悸、气短、呼吸不畅，甚至喘促，惊恐不安，面色苍白，冷汗自出等。胸痹心痛的病机关键在于外感或内伤引起心脉痹阻，其病位在心，但与肝、脾、肾三脏功能的失调有密切关系。因心主血脉的正常功能，有赖于肝主疏泄，脾主运化，肾藏精主水等功能正常。其病性有虚实两方面，常为本虚标实，虚实夹杂，虚者多见气虚、阳虚、阴虚、血虚，尤以气虚、阳虚多见；实者不外气滞、寒凝、痰浊、血瘀，并可交互为患，其中又以血瘀、痰浊多见。本案患者胸痛发作与情绪直接相关，肝郁气滞，气滞血瘀，气机不畅，不通则痛，因此，治疗以疏肝理气，活血化瘀止痛为法，方选柴胡疏肝散合丹参饮治疗。

验案三：

薄某某，女，39岁。2020年11月27日初诊。主诉：阵发胸痛1个月。患者近1个月来反复发作胸痛，呈阵发性，持续时间短暂，偶有刺痛，工作压力大，爱发脾气，无明显怕冷怕热，荨麻疹。月经提前1周左右，量偏少，开始时颜色为棕色，有血块，痛经，无腰酸。舌黯红，苔淡黄薄腻，脉沉弦涩。既往有荨麻疹病史。对羊肉、豆类过敏。中医诊断：胸痹心痛，辨证为气滞血瘀。治法：活血化瘀止痛。方药：血府逐瘀汤加味。柴胡15g，枳壳15g，赤芍15g，炙甘草10g，桃仁10g，红花10g，当归15g，川芎15g，生地黄15g，桔梗10g，牛膝15g，防风12g，川楝子10g，延胡索

15g，牡丹皮20g，地骨皮20g，白鲜皮15g。颗粒剂7剂，水冲服，早晚各1次。

2020年12月9日二诊：药后胸痛明显好转，着凉、紧张时容易出现荨麻疹，纳眠可，大便正常，偏怕冷。舌黯红，苔薄白，脉沉弦细。初诊方去桔梗、牛膝、川楝子、延胡索，加桂枝9g，白芍20g，生姜6g，海桐皮15g，海风藤15g，青风藤15g，钩藤20g，荆芥12g，蝉蜕10g，墨旱莲15g。颗粒剂14剂，服法同前。

2021年1月13日三诊：药后胸痛明显好转，荨麻疹明显减少，晚上偶出现荨麻疹，纳眠可，大便正常。本月月经周期25天，痛经较前好转。舌黯红，苔薄白，脉沉弦细。继续前方服用巩固。

按：血府逐瘀汤出自清代王清任《医林改错》，其主要作用为活血化瘀通络。本案患者胸痛为短暂性刺痛，与工作压力大、情绪有关系，当属气滞血瘀所致气机不畅、不通则痛。气滞引起疼痛多为窜痛、疼痛部位不固定，血瘀疼痛多为固定不移、痛有定处，性质可为刺痛。因此该患者选用血府逐瘀汤治疗效果显著。另外，本案有反复发作的荨麻疹，加用五皮五藤饮治疗，取得一定效果。五皮五藤饮为张炳厚老师治疗皮肤病的常用方剂，原方组成：牡丹皮、白鲜皮、海桐皮、地骨皮、桑白皮、海风藤、天仙藤、夜交藤、双钩藤、青风藤，全方以皮达皮，利水消肿，以藤达络，祛风活血，止痒消疹，临床用于皮肤、关节、肌肉疾病，常常取得较好效果，试用确有实效。

第五节　心　悸

一、概述

心悸是指病人自觉心中悸动，惊惕不安，甚至不能自主的一种病证，常伴有头晕、黑矇、神疲乏力、气短等症状。由于症状程度不同分为惊悸和怔忡两类。作为临床常见的症状之一，心悸见于心律失常、心功能不全、心脏神经官能症等多种疾病中。病因可归纳为情志失调、感受外邪、药食不当、他病失养、劳倦体虚、禀赋不足等。中医对于心悸病机讨论历史悠久，不外乎本虚标实，本虚为气、血、阴、阳之虚，标实包括痰湿、水饮、血瘀、火热等。早在《黄帝内经》中便有"心澹澹大动""乳之下，其动应衣"等症状描述，并提出情志因素可引发心悸，《素问·举痛论》记载"惊则心无所倚，神无所归，虑无所定，故气乱矣"，但并未确立心悸之病名。汉代张仲景在《金匮要略》中记载有"心中悸""心下悸"等，首提惊悸之名，认为心悸产生是由于误用或者过用汗、下之法，或者水饮停聚，导致体内阴阳气血平衡失调。巢元方在张仲景及前人的基础上进行总结创新，提出"风邪内侵致悸"之说，风邪外入，搏结于心，则心中悸动。《诸病源候论》曰："风邪搏于心，则惊不自安，惊不已，则悸动不定。"宋代医家严用和在《济生方·惊悸怔忡健忘门》中提及"怔忡者，心中躁动不安，惕惕然后人将捕之也"。怔忡病名得以确立。刘完素从其核心思想"六气皆能化火"出发，认为气郁于内，里热发之，火热是心悸发病的关键。朱丹溪提倡"百病皆由痰作祟""凡痰之为患，为喘为咳，为呕为利，为眩为晕，心嘈怔忡惊悸"，心悸发生实证病机以痰邪为先，善用二陈汤以益气化痰。王清任主张血瘀致悸，血随气行，气随血至，血瘀则气滞，气滞血瘀是心悸重要的实证因素，创新性运用血府逐瘀汤治疗心悸。《医林改错·血府逐瘀汤所治证目》云："心慌心忙，用归脾安神等方不效，用此方百发百中。"张锡纯从阳明胃热、肝气亢盛、痰热内扰、心血瘀阻、心血亏虚、大气下陷、肾阴亏虚、阳虚饮停8个方面对心悸进行辨证论治，包含虚实两端，并强调心体虚弱是心悸的主要病机，心脏气血不足是发病的根本，因此治疗主张以补益气血为先。

二、验案举例

验案一：

龚某，女，57岁，2018年1月8日初诊。主诉：反复心慌二十余天。患者二十余天前无明显诱因阵发心慌，和情绪有明显关系，睡眠差，梦多，有口苦，口干，怕冷，后背凉，容易着急生气。1周前感冒后出现尿频、尿急，因尿频尿急而不愿离开马桶，按压腹部即漏尿，服左氧氟沙星胶囊后尿频、尿急好转。但不能憋尿，憋尿时心慌加重，喜热食，纳差，大便正常。舌红，苔水滑，脉弦滑。中医诊断：心悸，辨证为肝火扰心、水气凌心。治法：化气行水，清肝安神。方药：小柴胡汤合五苓散加味。柴胡15g，黄芩15g，法半夏10g，生姜10g，党参15g，炙甘草10g，大枣10g，茯苓15g，猪苓10g，泽泻15g，炒白术15g，桂枝15g，麦冬15g，生地黄15g，当归15g，柏子仁15g，五味子10g，酸枣仁30g，茯神15g，生龙骨（先煎）30g，生牡蛎（先煎）30g。7剂，水煎服，日一剂，早晚分服。

2018年1月15日二诊：服药后上述症状均减轻，自述用热宝敷小腹部感觉舒服，双下肢乏力，站立时双腿发抖。舌红，苔白，脉沉弦。初诊方加小茴香15g，7剂，服法同前。

2018年1月26日三诊：自述已无心慌，睡眠佳，纳食香，大便正常，已无口苦。舌黯尖红，苔薄白，脉沉。考虑肝火已去八九，以春泽汤加养心安神定悸药物善后，方药：党参15g，炙甘草10g，茯苓15g，猪苓10g，泽泻15g，炒白术15g，桂枝10g，麦冬15g，生地黄15g，当归15g，柏子仁15g，五味子10g，酸枣仁30g，茯神15g，生龙骨（先煎）30g，生牡蛎（先煎）30g，制远志6g，陈皮10g，7剂，服法同前。

按： 本案患者平素情绪不佳，肝郁化热，肝火扰心，心神被扰，则逐渐出现心中悸动不安、失眠多梦等症。后恰逢感受风寒，风寒入里化热，沿经络由经入腑，引起膀胱气化功能失司，酿生湿热，引起尿频、尿急等症。口服抗生素后，湿热病证好转，但膀胱气化功能未复，水气内生，上凌于心，因而憋尿可出现心悸加重。此与熊继柏所讲水气凌心引起憋尿可手腕疼痛的病例有类似之处，因此采用化气行水、清肝安神治疗，药后憋尿即心慌病症很快恢复，此乃治病求本之妙也。二诊患者症状明显缓解，说明火邪减轻，膀胱气化功能逐步恢复，但患者腹部喜温，加用小茴香以温肾散寒。三诊时患者无心慌，火热之证基本痊愈，结合舌脉诊，考虑肝火所剩无几。火邪容易耗散正气，治疗后期予春泽汤以益气利水，配伍养血宁心、安神定悸之品巩固疗效。

验案二：

白某某，女，64岁。2020年12月8日初诊。主诉：心慌3个月。心慌，活动后明显，动则汗出，乏力，舌头发凉，心烦急躁，容易紧张，前胸发堵，周身酸痛，偶口苦，喜热食。入睡困难，容易醒，多梦，纳差，大便日1次，基本不成形，发黏，不畅，舌黯，苔白略厚，脉沉弦滑。中医诊断：心悸，辨证为心阳不足，心血亏虚，心神失养。治法：温通心阳，益气养血，安神定悸。方药：桂甘龙牡汤合天王补心丹加减。太子参20g，黄芪20g，桂枝10g，炙甘草10g，生龙骨30g，生牡蛎30g，柏子仁15g，五味子10g，酸枣仁30g，茯神30g，制远志6g，黄芩10g，黄连6g，白芍15g，生地黄15g，麦冬15g，陈皮15g，炒白术15g，炒枳壳15g，竹茹15g，生姜10g。颗粒剂14剂，水冲服，早晚各1次。

2021年1月5日复诊：服药后心慌好转，胸闷减轻，仍周身酸痛、乏力，活动后易出汗，感觉脸发凉，睡眠欠佳，夜间易醒，醒后不易复睡，纳食改善，舌黯红，苔薄白，脉沉弦细。初诊方去竹茹，加防风15g，14剂继续服用以巩固治疗。

按： 心悸病性多为本虚标实、虚实夹杂。本虚为气血阴阳不足，标实多为痰饮、瘀血、火热之邪等。心气血阴阳不足，心神失养，再合病邪扰心，心神被扰，则发为心悸。治疗当扶正祛邪，补益气血，调和阴阳，同时根据夹杂病邪性质或化痰饮，或活血化瘀，或清热化火，则使心神安，心悸宁。桂甘龙牡汤出自《伤寒论》，具有温补心阳、安神定悸之功效。主治心阳不足证，症见烦躁不安，心悸，畏寒肢冷，面色苍白，舌淡苔白，脉迟无力等。方以桂枝辛甘而温，既温振心阳，为温心通阳之要药，又温通血脉以畅血行，为君药。臣以甘草，一则补心气，合桂枝辛甘化阳，温补并行，是温补心阳的基本对药；二则健脾气，资中焦，使气血生化有源。龙骨、牡蛎重镇潜敛，安神定悸，令神志安静而烦躁可解，为佐药。四药合力，阳气得复，心神得安，心悸可止。

天王补心丹具有滋阴清热、养血安神之功效，主治阴虚血少，神志不安证。本方重在滋阴清热，养血安神。方中重用甘寒之生地黄，入心能养血，入肾能滋阴，故能滋阴养血，壮水以制虚火，为君药。麦冬滋阴清热，酸枣仁、柏子仁养心安神，当归补血润燥，共助生地滋阴补血，并养心安神，俱为臣药。茯苓、远志养心安神；人参补气以生血，并能安神益智；五味子之酸以敛心气，安心神，共为佐使药。桂甘龙牡汤与天王补心丹合方加减可补益气血阴阳，对于心气血不足，阴阳两虚所致心悸，可使心阳得复、心血得生、心神得安、心悸得止。

验案三：

王某，女，48岁。2020年12月11日初诊。主诉：阵发心慌1个月。患者近1个月来无明显诱因出现阵发性心慌，自诉"心神不宁"，睡眠差，入睡快，但容易醒，不易复睡，睡不实。既怕冷又怕热，晚上鼻塞，此次月经提前1周，量正常，前两天颜色发黑，有痛经，腰不酸。舌黯红，苔薄白，脉沉细弦。中医诊断：心悸，辨证为气血不足，心神不宁。治法：补益气血，养心安神定悸。方药：桂甘龙牡汤和天王补心丹加减。太子参15g，黄芪15g，桂枝10g，炙甘草10g，生龙骨30g，生牡蛎30g，柏子仁15g，五味子10g，酸枣仁30g，茯神30g，远志6g，当归15g，白芍15g，生地黄 12g，炒白术 15g，黄芩 15g，生姜 6g。颗粒剂 7 剂，水冲服，早晚各 1 次。

2020 年 12 月 18 日二诊：服药后心慌好转，偶有心慌发作，睡眠改善，晚上口干口渴，怕冷好转。纳可，大便正常。舌黯红，苔薄白，脉沉弦细。前方改桂枝为 6g，加麦冬 20g，北沙参 20g，牡丹皮 20g。颗粒剂 7 剂，服法同前。

2020 年 12 月 25 日三诊：晚上口干口渴减轻，心慌偶有发生，较前明显好转，怕冷缓解，偶有烘热。纳眠可，大便不太成形。舌黯红，苔薄白，脉沉弦细。前方改桂枝为 10g，去当归，加知母 15g，珍珠母 30g，百合 20g。7 剂继续口服。

按：心悸是因外感或内伤，致气血阴阳亏虚，心失所养；或痰饮、瘀血阻滞，心脉不畅，引起以心中急剧跳动，惊慌不安，甚则不能自主为主要临床表现。其发作特点多为发作性心慌不安，心跳剧烈，不能自主，或一过性、阵发性，或持续时间较长，或一日数次发作，或数日一次发作。常兼见胸闷气短，神疲乏力，头晕喘促，甚至不能平卧，严重者可出现晕厥。其脉象表现或数或迟，或乍疏乍数，并以结脉、代脉、促脉、涩脉为常见。治疗当补其不足、损其有余，根据本虚标实性质进行辨证施治。本案患者为中年女性，素来体虚，复又到七七之年，气血日渐亏虚。心气不足无以推动血脉，阴血不足不能滋养心体，激发风邪，产生心悸。故治疗应注意气血双补，平息内风，恢复体内阴阳平衡。

第六节　头　痛

一、概述

《黄帝内经》首载头痛的病名，将头痛称为"脑风""首风"，并从脏腑、经络、气血等方面对头痛的病因病机进行了论述。《素问·风论》云："风气循风府而上，则为脑风。"《灵枢·邪气脏腑病形》云："十二经脉，三百六十五络，其血气皆上于面而走空窍。"《伤寒论》中将头痛分为太阳、阳明、少阳、厥阴头痛，并论述了各种头痛的病症及治疗，如太阳头痛"太阳之为病，脉浮，头项强痛而恶寒"，厥阴头痛"干呕，吐涎沫，头痛者，吴茱萸汤主之"。

《兰室秘藏》补充了太阴、少阴头痛，认为"太阳头痛，恶风脉浮紧，川芎、羌活、独活、麻黄之类为主"，并进一步指出除外感邪气之外，内伤也是引起头痛的重要原因。《丹溪心法》重视痰与火在头痛发病中的地位，并提出"头痛须用川芎，如不愈，各加引经药。太阳川芎，阳明白芷，少阳柴胡，太阴苍术，少阴细辛，厥阴吴茱萸"。《景岳全书》云："凡诊头痛者，当先审久暂，次辨表里。盖暂痛者，必因邪气，久病者，必兼元气。以暂病言之，则有表邪者，此风寒外袭于经也，治宜疏散，最忌清降；有里邪者，此三阳之火炽于内也，治宜清降，最忌升散，此治邪之法也。其有久病者，则或发或愈，或以表虚者，微感则发。……所以暂病者，当重邪气，久病者，当重元气，此固其大纲也。然亦有暂病而虚者，久病而实者，又当因脉因证而详辨之，不可执也。"清代王清任创立血府逐瘀汤治疗头痛顽疾，"查患头痛者，无表证、无里证、无气虚、痰饮等证，忽犯忽好，百方不效，用此方一剂而愈"。

二、验案举例

徐某某，女，52岁。2018年1月24日初诊。主诉：因头痛反复发作2年，加重3个月来诊。患者2年前曾于冬天在东北室外未戴帽子半天而受凉，自此之后即出现头痛反复发作。近3个月头痛症状明显加重并且经常发作，白天、夜间均感头痛，因头痛影响睡眠，每天需要吃止痛药，否则不能入睡。头痛时感觉额头、太阳穴部位发凉，小腹凉，喜热食，胸憋闷，气短，便秘，大便1～2天1次，发黏，手脚凉。易急躁，易咽痛，舌黯，苔白腻，脉沉弦。

中医诊断：头痛，厥阴头痛。辨证为风寒夹湿，凝滞血脉。治法：温阳散寒，祛风活血止痛。方药：当归四逆汤加吴茱萸、生姜合羌活胜湿汤加减。当归20g，赤芍15g，桂枝15g，细辛3g，炙甘草10g，通草10g，大枣10g，制吴茱萸10g，生姜10g，羌活15g，独活15g，防风15g，白芷10g，麸炒苍术10g，姜厚朴30g，陈皮15g，盐小茴香15g，葛根20g，瓜蒌30g，炒栀子10g，淡豆豉15g。颗粒剂3剂，水冲服，日一剂，早晚分服。

2018年1月26日复诊：服药后头痛即明显好转，程度明显减轻，不需要吃止痛药即能入眠，大便一天2～3次，较前痛快，发黏好转，手脚凉减轻，胃部烧心明显，打嗝，咽干，略痛。舌黯，苔白，脉沉弦细。上方显效，通下作用略强，减轻通下药物及药量，并加连翘10g以清郁热。方药：当归20g，赤芍15g，桂枝15g，细辛3g，炙甘草10g，通草10g，大枣10g，制吴茱萸9g，生姜10g，羌活15g，独活15g，防风15g，白芷10g，麸炒苍术10g，姜厚朴15g，陈皮15g，葛根20g，瓜蒌20g，炒栀子10g，海螵蛸30g，煅瓦楞子30g，连翘10g。颗粒剂5剂，服法同前。

按：本案患者2年前曾有头部受凉史，致使风寒邪气入侵，阻于厥阴经脉，引起厥阴头痛。《兰室秘藏·头痛门》："厥阴头项痛，或吐痰沫，厥冷，其脉浮缓，吴茱萸汤主之。"又陆定圃《冷庐医话·头痛》："厥阴脉会于巅顶，"巅顶部头痛，亦为厥阴头痛之证候特色。《灵枢·经脉》曰："肝足厥阴之脉，起于大指丛毛之际……上贯膈，布胁助，循喉咙之后，上入颃颡，连目系，上出额，与督脉会于巅；其支者，从目系下颊里，环唇内。"足厥阴肝经行至小腹，因此厥阴证往往见小腹发凉。本案患者仍有胸痞、大便黏腻、苔白腻之湿证表现，故考虑病邪为风寒夹湿，病位在厥阴。分析病机为风寒邪气夹湿阻滞经脉循行，而致血瘀内生，因此治疗考虑应用当归四逆加吴茱萸、生姜、活血温通厥阴经脉。选用羌活胜湿汤祛风除湿，两方合用共奏祛风散寒、祛湿通脉之功，因此药后头痛即缓解大半，此乃辨证论治之功。

第七节 眩 晕

一、概述

眩晕是以目眩与头晕为主要表现的病证。目眩是指眼花或眼前发黑,头晕是指感觉自身或外界景物旋转。二者常同时并见,故统称为眩晕。

《黄帝内经》称眩晕为"眩冒""眩",并对其病因病机进行论述,认为眩晕属肝所主,与髓海不足、血虚、邪中、气郁等多种因素有关。《素问·至真要大论》云:"诸风掉眩,皆属于肝。"《灵枢·海论》有"脑为髓之海""髓海有余,则轻劲多力,自过其度;髓海不足,则脑转耳鸣,胫酸眩冒,目无所见,懈怠安卧"。气虚所致清阳不升,血虚所致清窍失养,也可发生眩晕。如《灵枢·口问》曰:"故上气不足,脑为之不满,耳为之苦鸣,头为之苦倾,目为之眩。"张仲景在《金匮要略》有言:"心下有支饮,其人苦冒眩,泽泻汤主之。"认为痰饮是眩晕的重要致病因素。刘完素主张眩晕应从风火立论,"风火皆属阳,多为兼化,阳主乎动,两动相搏,则为之旋转"。朱丹溪则提倡"无痰不作眩"之说,提出治眩当以"治痰为先"。张景岳强调"无虚不能作眩",治疗上"当以治虚"为主。虞抟指出治疗眩晕应当根据不同体质进行辨治,"大抵人肥白而作眩者,治宜清痰降火为先,而兼补气之药;人黑瘦而作眩者,治宜滋阴降火为要,而带抑肝之剂"。并认为眩晕是中风之先兆。现代临床实践也提示,眩晕频作的中老年患者,罹患中风的可能性明显更高,需谨慎防范病情之迁延变化。

二、验案举例

验案一:

刘某某,女,30岁。2020年12月9日初诊。主诉:反复头晕3周。患者3周前劳累后出现头晕,走路不稳,目胀,无头胀,无耳鸣,感觉咽中有痰，腹胀，偶打嗝，纳食可，大便成形，日1～2次，快走气短，无口苦，咽干，月经规律，量少，颜色正常，血块多，无痛经，近日腰酸，脚凉，舌黯红，苔薄白腻，脉沉细。中医诊断：眩晕，辨证为痰湿中阻，清阳不升。方药：益气聪明汤合温胆汤加减。太子参15g，黄芪15g，炙甘草10g，当归15g，赤芍15g，川芎10g，生地黄15g，茯苓15g，陈皮15g，法半夏9g，麸炒枳实10g，竹茹15g，葛根20g，炒蔓荆子12g，黄芩10g，生姜10g，天麻20g，麸炒白术10g，木香10g。颗粒剂9剂，水冲服，日一剂，早晚分服。

2020年12月18日二诊：服药后头晕缓解，乏力好转，久站、看电脑时间长较容易头晕，痰明显减少，较前容易咳出，大便不成形、发黏，排便畅，餐后腹胀，纳可，舌黯红，苔薄白，脉沉细。前方改太子参为20g，黄芪为20g，炒白术改为炒苍术20g，加石菖蒲15g，7剂继续治疗。

2020年12月25日三诊：服药后头晕明显好转，大便较前成形，腹胀好转，痰明显减少，最近因看计算机多而目胀明显，纳可，眠可，舌黯红，苔薄白，脉沉弦细。前方加菊花10g，枸杞子20g，麦冬20g，密蒙花12g，山茱萸15g，石决明20g以清肝养血明目治疗。

按： 益气聪明汤出自李东垣的《东垣试效方》："益气聪明汤，治饮食不节，劳役形体，脾胃不足，得内障耳鸣，或多年目昏暗，视物不能，此药能令目广大，久服无内外障、耳鸣耳聋之患，又令精神过倍，元气自益，身轻体健，耳目聪明。黄芪、甘草各半两，人参半两，升麻、葛根各三钱，蔓荆子一钱半，芍药一钱，黄柏（酒制，锉，炒黄）一钱。"在临床常用于清阳不升之眩晕症而获得良效。温胆汤为祛痰剂，具有理气化痰、和胃利胆之功效，主治胆郁痰扰证，对于痰浊所致头眩心悸，心烦不眠，呕恶呃逆，眩晕等症效果明显。本案患者痰湿中阻，清阳不升，因此选用温胆汤理气化痰，益气聪明汤升举清阳，痰湿得化，清阳得升，则眩晕可止。

验案二：

钱某某，女，62岁。2020年9月18日初诊。主诉：反复头晕十余年。患者反复头晕十余年，间隔一两年发作一次，2019年6月开始反复头晕发作，较前频发，间隔10天左右即发作一次，劳累、休息不好即可发作，偏怕冷，乏力，容易累，纳食好，睡眠好，大便正常，血压正常，舌淡红，苔薄白，脉沉弦细。既往史：既往有颈椎病、高血压、高脂血症病史，血糖高。血压120/70mmHg。中医诊断：眩晕，辨证为气血不足，清阳不升，痰湿上蒙。治法：补益气血，升清降浊。方药：八珍汤合半夏白术天麻汤加减。太子参20g，黄芪20g，当归15g，赤芍15g，川芎15g，茯苓20g，生白术15g，泽泻20g，法半夏10g，天麻20g，葛根20g，炒蔓荆子12g，桑枝20g，威灵仙15g，鸡血藤30g，陈皮15g，石菖蒲15g，牡丹皮20g。颗粒剂7剂，水冲服，日一剂，早晚分服。

2020年9月25日二诊：服药后头晕未发，乏力好转，平时劳累后容易头晕发作，舌淡红，苔薄白，脉沉弦细，前方加菊花12g，麦冬15g，14剂，服法同前。

2020年10月9日三诊：服药后头晕明显好转，纳可，眠可，大便正常，怕冷，舌黯红，苔薄白，脉沉弦细。继续以前方巩固治疗。

按： 眩晕分虚实两端，虚证可为气血不足、肝肾亏虚，清窍失养，实证可为风、火、痰、瘀上扰清空。元代朱丹溪认为"无痰不作眩"，明代张景岳则倡导"无虚不做眩"，认为眩晕病因病机"虚者居其八九，而兼火兼痰者，不过十中一二耳"。本案患者为老年女性，反复头晕十余年，缠绵难愈，辨证为气血不足，合并痰湿上蒙，为虚实夹杂，因此治宜扶正祛邪，标本兼治，选方八珍汤健脾益气养血，半夏白术天麻汤化痰清浊，使清阳升，浊阴降，则眩晕自止。

验案三：

宫某某，女，67岁。2020年10月27日初诊。主诉：头晕3个月。患者3个月前着急后头晕，伴有恶心，自测血压150/90mmHg左右，纳可，睡眠不好，多梦，大便不成形，偶腰酸，尿频，腿肿，舌黯红，苔薄白，脉弦细。中医诊断：眩晕，辨证为肝阳上亢。治法：平肝潜阳。方药：天麻钩藤饮加减。石决明（先煎）30g，生地黄12g，白芍20g，炒决明子6g，天麻20g，钩藤（后下）20g，麦冬15g，竹茹15g，茯苓20g，麸炒白术15g，泽泻20g，醋北柴胡12g，黄芩15g，桂枝10g，盐车前子（包煎）15g，牛膝15g，炒酸枣仁30g，茯神30g，制远志6g，生姜10g，生杜仲15g。7剂，日一剂，早晚分服。

复诊：药后头晕好转，血压较前稳定，（137～146）/（75～85）mmHg，最近睡眠差，入睡难，大便偏干，1～2天一次，腿脚凉，口干口苦，偶胃脘痛、反酸，不打嗝，舌黯红，苔薄白，脉沉弦细。前方去杜仲，加高良姜6g，香附12g，太子参20g，7剂，日一剂，早晚分服。

按： 本案患者因着急后出现眩晕，为肝郁化火、肝阳上亢而致的眩晕，同时兼有腰酸、寐差等症，为肝肾亏虚、肝火移心、心神不安。治疗以天麻钩藤饮加减。天麻钩藤饮具有平肝息风，补益肝肾之功效。主治肝阳偏亢，肝风上扰证，症见头痛，眩晕，失眠多梦，或口苦面红，舌红苔黄，脉弦或数。临床用于治疗眩晕等属于肝阳上亢，肝风上扰者确有良效。

验案四：

许某某，男，60岁。2020年12月30日初诊。主诉：头晕4天。患者4天前无明显诱因出现头晕，严重时伴有视物旋转，视物双影，看路倾斜，呈阵发性，视物时间长后容易头晕，反酸烧心，间断胃脘隐痛，打嗝，纳可，睡眠不好，梦不多，大便溏稀，日2～3次，腹痛，喜热食，口苦，舌黯，苔白厚腻，脉沉弦滑。既往有2型糖尿病、高血压等病史，平素血压在120/70mmHg左右。中医诊断：眩晕、胃脘痛，辨证为痰浊上阻，肝胃不和。治法：健脾化痰，疏肝和胃。方药：半夏白术天麻汤合左金丸、良附丸加减。法半夏12g，麸炒白术20g，天麻20g，茯苓20g，泽泻20g，陈皮15g，制吴茱萸3g，黄连6g，高良姜6g，醋香附15g，黄芩15g，干姜6g，葛根30g，炒蔓荆子12g，当归15g，川芎15g，赤芍15g，焦神曲15g，木香10g，炒酸枣仁30g，茯神30g，制远志6g。7剂，日一剂，早晚分服。

2021年1月6日复诊：服药后头晕明显好转，视物时间长后容易头晕症状明显好转，胃脘痛明显好转，烧心反酸消失，大便溏稀明显好转，纳可，睡眠改善，补诉既往有鼻窦炎病史，后背发紧，舌红，苔白略厚，脉沉弦滑。前方加白芷10g，藁本10g，羌活15g。14剂，早晚分服。

按：眩晕病位在清窍，可分虚实。多由气血亏虚、肾精不足致脑髓空虚，清窍失养，或肝阳上亢、痰火上逆、瘀血阻窍而扰动清窍发生眩晕，与肝、脾、肾三脏关系密切。病性以虚者居多，实证多由痰浊阻遏，升降失常，痰火气逆，上犯清窍，瘀血停着，痹阻清窍而成。本案患者脾胃失调，痰浊内生，痰浊上犯，则发眩晕，故用药以调理脾胃、健脾化痰，选用半夏白术天麻汤、左金丸、良附丸合方，7剂中药病情明显好转。

验案五：

王某，女，65岁。2020年12月9日初诊。主诉：阵发头晕1个月。患者1个月前无明显诱因出现头晕，间断发作，站立时明显，伴有周身乏力，心慌，活动后易汗出，膝盖发软，腰酸，眠差，多梦，入睡慢，耳鸣，易掉头发，腹胀，肠鸣，纳食一般，气短，大便日1次，成形，舌淡红，苔白略厚，脉沉细。既往有高血压病史，规律服用苯磺酸氨氯地平片，血压控制在110/70mmHg；有高脂血症病史。中医诊断：眩晕，辨证为气血不足，肝肾亏虚，清窍失养。治法：补益气血，滋补肝肾。方药：归脾汤加减。太子参15g，黄芪15g，炙甘草10g，当归15g，白芍12g，川芎10g，地黄12g，陈皮10g，焦六神曲15g，炒酸枣仁30g，茯神20g，制远志6g，木香10g，杜仲15g，续断15g，知母15g，生姜6g。7剂，水冲服，日一剂，早晚分服。

2020年12月16日二诊：服药后头晕、乏力、心慌均好转，腰酸腿软减轻，腹胀减轻，偶有肠鸣，大便偶不成形，入睡慢，眠可，舌黯红，苔薄白，脉沉弦滑。前方改太子参25g、黄芪25g，去生姜，加葛根20g，蔓荆子10g。7剂，水冲服，日一剂，早晚分服。

2020年12月23日三诊：头晕明显好转，乏力明显好转，腰酸好转，偶有腿软，活动后偶心慌，但很快恢复，活动后汗出较前减少，偶有耳鸣，早上食欲不太好，睡眠不规律，腹胀好转，舌黯红，苔薄白，脉沉弦细。前方去白芍、川芎、生地黄、木香，加白术12g，麦冬20g，继续巩固治疗。

按：眩晕病位虽在清窍，但与肝、脾、肾三脏关系密切。肝阴不足，肝郁化火，均可导致肝阳上亢，其眩晕兼见头胀痛，面潮红等症状。脾虚气血生化乏源，眩晕兼有纳呆，乏力，面色㿠白等；脾失健运，痰湿中阻，眩晕兼见纳呆，呕恶，头重，耳鸣等；肾精不足之眩晕，多兼腰酸腿软，耳鸣如蝉等。以虚证居多，夹痰夹火亦兼有之。一般新病多实，久病多虚，体壮者多实，体弱者多虚，呕恶、面赤、头胀痛者多实，体倦乏力、耳鸣如蝉者多虚。发作期多实，缓解期多虚。病久常虚中夹实，虚实夹杂。本案患者为老年女性，气血不足、肝肾亏虚之象明显，清窍失养则发为头晕，故从本而治，补益气血，佐以补益肝肾，则头晕自止。

验案六：

郝某某，女，56岁。2021年1月8日初诊。主诉：阵发头晕20天。患者20天前无明显诱因出现头晕，伴视物旋转，呕吐一次，呕吐物为胃内容物，无血性及咖啡色呕吐物，间断发作2次，无头痛、耳鸣，左腿发沉，纳好，眠可，大便正常，无明显怕冷怕热，无口干口苦，舌淡红，苔薄白腻，脉沉弦滑。中医诊断：眩晕，辨证为痰湿上阻。治法：燥湿祛痰，升清降浊。方药：半夏白术天麻汤加减。法半夏12g，麸炒白术15g，天麻20g，茯苓20g，泽泻20g，当归15g，赤芍15g，川芎15g，陈皮15g，葛根20g，炒蔓荆子12g，牡丹皮15g，炒栀子10g，石菖蒲15g，生姜10g。7剂，水冲服，日一剂，早晚分服。

2021年1月15日复诊：患者头晕症状缓解，近日未再发作，无恶心呕吐，腿沉略减轻，继续前方巩固治疗，嘱患者适当运动，清淡饮食。

按：眩晕是以风、火、痰、瘀上扰清空或精亏血少，清窍失养为基本病机，以头晕、眼花为主要临床表现的一类病证。眩即眼花，晕是头晕，两者常同时并见，故统称为眩晕，其轻者闭目可止，重者如坐车船，旋转不定，不能站立，或伴有恶心、呕吐、汗出、面色苍白等症状。本病病位在清窍，由气血亏虚、肾精不足致脑髓空虚，清窍失养，或肝阳上亢、痰火上逆、瘀血阻窍而扰动清窍发生。本案患者眩晕伴视物旋转、恶心呕吐、舌苔白腻，为痰浊内蕴，痰饮犯胃则恶心呕吐，痰饮上犯清窍则眩晕，选方半夏白术天麻汤加味以化痰浊、升清阳而眩晕止。

验案七：

王某某，男，37岁，2020年5月12日初诊。主诉：头晕6个月。患者6月前活动后出现头晕，间断发作，偶有视物旋转，如厕时发作一次头晕伴意识丧失，无口角㖞斜，几秒可缓解，醒后无后遗症。刻下症见：头晕，手脚麻木，周身乏力，纳可，睡眠不好，入睡难，梦不多，大便2天1次，偏干，爱着急生气，心烦，舌淡红，苔淡黄厚腻，脉弦滑。查头颅磁共振成像无明显异常检查。血压120/70mmHg。中医诊断：眩晕，辨证为清阳不升，痰热上蒙。治法：益气升清，化痰清热。方药：补中益气汤合芩连温胆汤加味。太子参30g，黄芪30g，生白术30g，当归20g，炙甘草10g，陈皮12g，升麻6g，醋北柴胡12g，黄芩12g，黄连6g，茯苓20g，法半夏10g，麸炒枳实15g，竹茹15g，瓜蒌30g，天麻20g，葛根20g，桑枝30g，炒酸枣仁30g，茯神30g，制远志6g，7剂，水冲服，日一剂，早晚分服。

2020年12月16日复诊：述服上药后头晕明显好转，故一直未复诊。近期又出现头晕，手足麻木、乏力较前好转，纳可，眠差，多梦，入睡困难，大便正常，舌淡红，苔淡黄厚腻，脉沉弦滑。芩连温胆汤合酸枣仁汤加味继续治疗。

按：眩晕病机分虚实，实证多为风、火、痰、瘀，或肝阳上亢、痰火上逆、瘀血阻窍而扰动清窍发生眩晕。虚证多为精亏血少、气血亏虚、肾精不足致脑髓空虚，清窍失养为基本病机。本病病性以虚者居多，故张景岳谓"虚者居其八九"，如肝肾阴虚、肝风内动，气血亏虚、清窍失养，肾精亏虚、脑髓失充。眩晕实证多与痰浊阻遏、上犯清窍有关，即朱丹溪所谓"无痰不作眩"。本案患者眩晕伴周身乏力，苔淡黄厚腻，脉弦滑，为气虚清阳不升、痰浊内蕴，痰饮上犯清窍则眩晕，选方补中益气汤益气升清，以芩连温胆汤清热化痰，使清阳得升、痰热得化，清窍得养、清窍复静则眩晕自止。

第八节 黄 疸

一、概述

黄疸是以目黄、身黄、小便黄为主症的一种病证，其中尤以目睛黄染为主要特征。《素问·平人气象论》云："溺黄赤，安卧者，黄疸……目黄者曰黄疸。"《灵枢·论疾诊尺》云："身痛面色微黄，齿垢黄，爪甲上黄，黄疸也。"张仲景在《金匮要略》中将黄疸分为五类，即黄疸、谷疸、酒疸、女劳疸、黑疸，如"谷气不消，胃中苦浊，浊气下流，小便不通……身体尽黄，名曰谷疸"。指出黄疸以速退为顺："黄疸之病，当以十八日为期，治之十日以上瘥，反剧为难治。"并将汗、清、吐、下、温、消、和、补八法运用于黄疸的治疗中，其创制的茵陈蒿汤、茵陈五苓散、麻黄连翘赤小豆汤等方剂成为历代治疗黄疸的重要方剂。隋代巢元方在《诸病源候论》中将黄疸分为二十八候。《圣济总录》又分为九疸、三十六黄。《伤寒微旨论》除论述了阳黄和阴黄的辨证论治，指出："伤寒病发黄者，古今皆为阳证治之……无治阴黄法。"《景岳全书·黄疸》曰"胆伤则胆气败，而胆液泄，故为此证"，认识到黄疸的发生与胆液外泄有关。《医学心悟》认为"祛瘀生新而黄自退"，并用茵陈术附汤治疗"瘀血发黄"。《杂病源流犀烛·诸疸源流》有"又有天行疫疠，以致发黄者，俗称之瘟黄，杀人最急"的记载，由此可见黄疸具有一定的传染性。

二、验案举例

郭某某，女，87岁，2020年12月2日初诊。主诉：黄疸1个月。患者1个月前因周身发黄就诊，完善相关检查，诊断为梗阻性黄疸、胰腺癌，肝功能损害，右侧胸部引流管留置状态。刻下症见：纳差、口苦、恶心、皮肤瘙痒、皮肤发黄，鲜如橘皮，小便黄，大便少、发白，2～3天1次，身色黄，面黄，口苦，恶心，舌黯，苔白，脉沉弦滑。既往有房颤、湿疹病史。中医诊断：黄疸、阳黄，辨证为湿热内蕴。治法：清热化湿，通腑化瘀。方药：大柴胡汤合茵陈蒿汤、大黄牡丹皮汤加减。醋北柴胡15g，黄芩15g，姜半夏10g，生姜10g，太子参20g，炙甘草10g，大枣10g，茯苓20g，麸炒白术15g，茵陈20g，炒栀子10g，麸炒枳实15g，麸炒枳壳 15g，赤芍 15g，白芍 15g，陈皮 15g，酒大黄 3g，牡丹皮 15g，桃仁 10g，生薏苡仁 30g，浙贝母 15g。颗粒剂 7 剂，日一剂，早晚分服。

2020 年 12 月 9 日复诊：药后纳食改善，皮肤瘙痒好转，皮肤仍发黄，偶有恶心，大便成形，舌红，苔薄白，脉沉弦滑。前方加木香 10g，7 剂，日一剂，两次口服。

按：黄疸多为湿邪，《金匮要略·黄疸病脉证并治》曰："黄家所得，从湿得之。"从脏腑病位来看，不外脾胃肝胆，而且多是由脾胃累及肝胆。黄疸的发病是由于内外之湿阻滞于脾胃肝胆，导致脾胃运化功能失常，肝失疏泄，或结石、积块淤阻胆道，胆液不循常道，随血泛溢而成。阴阳属性与脾胃阳气盛衰有关，中阳偏盛，湿从热化，则致湿热为患，发为阳黄；中阳不足，湿从寒化，则致寒湿为患，发为阴黄。至于急黄则为湿热夹时邪疫毒所致，也与脾胃阳气盛衰相关，临床以湿从热化的阳黄居多。本案患者起病急，目黄、身黄、小便黄，皮肤黄色鲜明如橘色，因此诊为阳黄，方选大柴胡汤合茵陈蒿汤、大黄牡丹皮汤加减，以清热利湿，通腑化瘀，同时中西医结合，西医采用导管引流法改善胆汁淤积，以期改善患者预后。

第九节　胁　痛

一、概述

胁痛是指以一侧或两侧胁肋部疼痛为主要表现的病证。《黄帝内经》指出胁痛的发生主要与肝胆有关。其论肝之病变所致胁痛者，如《素问·脏气法时论》："肝病者，两胁下痛引少腹。"《素问·刺热》："肝热病者，小便先黄……胁满痛，手足躁，不得安卧。"《灵枢》亦有论述胆腑病所致胁痛："胆，足少阳之脉，是动则病口苦，善太息，心胁痛，不能转侧。"《诸病源候论》有言："胸胁痛者，由胆与肝及肾之支脉虚，为寒所乘故也……此三经之支脉并循行胸胁，邪气乘于胸胁，故伤其经脉。邪气之与正气交击，故令胸胁相引而急痛也。"《济生方》云："夫胁痛之病……多因疲极嗔怒，悲哀烦恼，谋虑惊忧，致伤肝脏。肝脏既伤，积气攻注，攻于左，则左胁痛，攻于右，则右胁痛，移逆两胁，则两胁俱痛。"认为胁痛主要是由情志不遂所致。张景岳在《景岳全书》中将胁痛病因分为外感、内伤两大类："胁痛有内伤外感之辨，凡寒邪在少阳经……然必有寒热表证者方是外感，如无表证，悉属内伤。但内伤胁痛者十居八九，外感胁痛则间有之耳。"并认为胁痛与情志、饮食、房劳等关系最为紧切："凡以焦劳忧虑而致胁痛者，此心肺之所传也；以饮食劳倦而致胁痛者，此脾胃之所传也；以色欲内伤，水道壅闭而致胁痛者，此肾与膀胱之所传也，传至本经，则无非肝胆之病矣。"《证治汇补》曰："治宜伐肝泻火为要，不可骤用补气之剂，虽因于气虚者，亦宜补泻兼施……故凡木郁不舒，而气无所泄，火无所越，胀甚惧按者，又当疏散升发以达之，不可过用降气，致木愈郁而痛愈甚也。"跌仆外伤、强力负重等外因致使胁络受伤而瘀血阻塞，也可发为胁痛，正如《金匮翼·胁痛统论》所言："污血胁痛者，凡跌仆损伤，污血必归胁下故也。"此书亦论述了久病或劳欲过度耗伤精血，导致肝阴不足，血虚不能养肝，脉络失养之拘急胁痛。"肝虚者，肝阴虚也。阴虚则脉绌急，肝之脉贯膈布胁肋，阴血燥则经脉失养而痛。"注意胁痛一证久病有转化为鼓胀的可能性，应当早日就医，排查病因，预防疾病迁延加重。

二、验案举例

韩某，女，69岁。2020年10月27日初诊。主诉：右胁下胀痛3天。患者自诉右胁下胀痛3天，无烧心发酸，无打嗝、饥饿感，纳食一般，大便2天1次、质可，排便费力，无口苦，舌黯红，苔白腻，脉沉弦滑。中医诊断：胁痛，辨证为肝郁气滞。治法：疏肝解郁，行气止痛。方药：四逆散合金铃子散加减。醋北柴胡15g，麸炒枳实15g，白芍15g，炙甘草10g，炒川楝子10g，醋延胡索15g，醋香附15g，郁金15g，虎杖15g，茵陈15g，瓜蒌30g，高良姜6g，黄芩10g，生姜6g，醋五灵脂10g，赤芍15g，金钱草15g。8剂，日一剂，冲服。

2020年11月4日二诊：服药后右胁下疼痛好转，大便仍2天一次，排便费力，纳可，舌黯红，苔薄白腻，脉沉弦细滑。继服前方14剂，日一剂，早晚分服。

2020年11月18日三诊：近两周右胁下疼痛未再出现，排便费力明显好转，1～2天一次，纳眠可。

按： 胁痛主要责之于肝胆。因为肝位居胁下，其经脉循行两胁，胆附于肝，与肝呈表里关系，其脉亦循于两胁。基本病机为气滞、血瘀、湿热蕴结致肝胆疏泄不利，不通则痛，或肝阴不足，络脉失养，不荣则痛。本案患者辨证为肝郁气滞，治当疏肝解郁、行气止痛，选用四逆散疏肝理气，金铃子散行气止痛，两方合用共达疏肝理气止痛之功。

第十节　胆囊结石

一、概述

胆囊结石又名"胆石症"，临床多有右上腹疼痛、口苦、恶心、纳差等症状，故可将胆囊结石归属为中医学"胆胀""胁痛"的范畴。胆胀病名首见于《黄帝内经》，《灵枢·胆胀》云："胆胀者，胁下痛胀，口中苦，善太息。"又《灵枢·经脉》云："胆，足少阳之脉，是动则病口苦，善太息，心胁痛，不能转侧。"明代秦景明的《症因脉治》对胆胀的病因病机、症状表现及治疗方药分别做了阐述："肝胆主木，最喜条达，不得疏通，胆胀乃成""胁肋作痛，口苦太息，胆胀也""胆胀者，柴胡清肝饮"。

二、验案举例

张某某，女，32岁。2018年6月20日初诊。主诉：阵发右上腹痛2个月。患者2018年5月体检发现胆囊多发结石。B超显示：胆囊大小为9.0cm×2.3cm，腔内可见大小1.02cm×0.26cm强回声，后伴声影，位于近胆囊颈部处，肝内外胆管未见明显扩张。舌红，苔黄腻，脉沉。中医诊断：胁痛，辨证为湿热中阻。治法：清热利湿。方药：柴胡15g，炒枳实15g，白芍30g，炙甘草10g，香附15g，郁金15g，金钱草30g，鸡内金20g，海金沙30g，赤芍15g，川楝子9g，炒枳壳15g，青皮10g，陈皮10g，牡丹皮10g，虎杖15g，炒栀子10g，黄芪20g，生地黄20g。颗粒剂14剂，水冲服，日一剂，早晚分服。

2018年8月8日二诊：7月17日复查B超，胆囊大小为6.2cm×1.4cm，囊壁毛糙，腔内胆汁充盈差，腔内结构欠清，似可见状强回声，声影不明显。8月8日复查B超，胆囊大小为4.0cm×1.3cm，囊壁相糙，腔内似可见强回声，后方声影不明显。肝内外胆管未见明显扩张。右上腹部及胁肋无明显不适，口苦，纳可，大便偏干，日1～2次，苔薄白，脉沉弦。初诊方去黄芪、生地黄，加用瓜蒌30g增强通便效果。14剂，水冲服，日一剂，早晚分服。

2018年12月24日三诊：二诊服用14剂中药后自行停药。10月2日复查肝胆B超，胆囊大小为4.6cm×1.4cm，内可见多个点状中强回声，较大者为0.5cm。12月19日复查肝胆B超，胆囊大小为6.2cm×1.4cm，胆囊壁不厚，欠光滑，腔内透声差，可见充满中度回声及散在强回声伴声影。近日右胁肋偶有胀痛，无口苦，纳可，大便正常，日1次，质可，小便发黄，舌红，苔黄腻，脉沉弦滑。继续前方口服，共14剂。

2019年1月15日四诊：服药两周后复查B超，胆囊大小及形态正常，囊壁光滑，腔内可见强回声光团，较大者约0.6cm，后伴声影，可移动。胆管未见明显扩张。右胁肋疼痛消失，无口苦，纳眠可，二便调，舌红，苔淡黄根略厚，脉沉弦滑。继续前方14剂口服巩固治疗。

按："肝之余气，泄于胆，聚而成精"，凡饮食不节、情志不畅、寒温不适等均可致肝胆气机失调，肝失疏泄，胆失通降，湿热蕴结中焦，胆汁化生异常、排泄受阻，淤阻日久，结聚成石。本案患者以疏肝利胆、清热利湿为治疗原则，佐以排石，故可显效。

第十一节　便　秘

一、概述

便秘是指排便周期延长；或周期不长，但粪质干结，排便艰难；或粪质不硬，虽有便意，但便出不畅的病证。便秘的病因有感受外邪、饮食不节、情志失调、年老体虚等，病位主要在大肠，与肺、脾、胃、肝、肾等脏腑密切相关，基本病机为大肠传导功能失常。《黄帝内经》称便秘为"后不利""大便难"，认为与寒邪、热邪、湿邪有关。如《灵枢·杂病》曰："厥而腹向向然，多寒气，腹中榖榖，便溲难。"《素问·举痛论》曰："热气留于小肠，肠中痛，瘅热焦渴，则坚干不得出，故痛而闭不通矣。"《素问·至真要大论》曰："太阴司天，湿淫所胜，则沉阴且布，雨变枯搞，附肿骨痛阴痹，阴痹者，按之不得，腰脊头项痛，时眩，大便难。"汉代张仲景称便秘为"脾约""阴结""阳结"，认为发病与寒、热、气滞有关。如《伤寒论·辨阳明病脉证并治》曰："阳明病，若中寒者，不能食，小便不利，手足濈然汗出，此欲作固瘕，必大便初硬后溏。所以然者，胃中冷，水谷不别故也。"在便秘的治疗方面，以下法为主，如苦寒攻下、温下、活血清热泻下、导法等，为后世便秘的辨证论治确立了基本原则。隋代巢元方《诸病源候论·大便病诸候》曰"大便难者，由五脏不和、阴阳偏有虚实，谓之三焦不和，冷热并结故也"，又指出便秘的原因尚有"邪在肾亦令大便难"，还指出"热气偏于肠胃，津液竭燥，故令糟粕痞结，壅塞不通也"。表明便秘与五脏不和、阴阳所偏、阴阳虚实、冷热并结有关。《严氏济生方·秘结论治》曰："秘凡有五，即风秘、气秘、湿秘、冷秘、热秘是也。多因肠胃不足，风寒热乘之，使脏气壅滞，津液不能流通，所以秘结也。"从内外合邪的角度认识便秘的病因病机，《景岳全书》曰："便秘一病当辨之为二，则曰阴结、阳结而尽之矣……有火者便是阳结，无火者便是阴结。"此外，张景岳认为便秘除阳明结热之外，皆由乎肾，指出肾中阴阳亏虚的重要性，还指出前人所谓风、湿、气滞等，皆由虚、火而生。

二、验案举例

验案一：

轩某某，男，61岁。2018年1月15日初诊。主诉：便秘十余年。患者诉便秘十余年，大便如球状，日1次，排便费力，口干舌燥，但不欲饮，易心烦起急，怕热，喜凉食但不敢吃，小便热、尿频，尿不尽感，舌红，苔白腻，脉弦滑。既往史：既往有糖尿病、高脂血症、甲亢病史。中医诊断：便秘，辨证为湿热伤阴，肠燥津亏。治法：清热利湿，滋阴润燥通便。方药：增液承气汤合萆薢分清饮加减。绵萆薢15g，车前草15g，土茯苓30g，玄参15g，生地黄20g，麦冬20g，天花粉30g，大黄15g，火麻仁30g，炒苦杏仁10g，炒栀子10g，淡竹叶15g。7剂，日一剂，早晚分服。

2018年1月22日二诊：服药后排便明显改善，大便不成形，口干舌燥明显好转，仍有小便热，尿频尿急，舌红，苔薄白腻，脉弦滑有力。前方加滑石30g，瞿麦15g，灯心草10g，生甘草6g，颗粒剂7剂，日一剂，早晚分服。

2018年1月29日三诊：大便基本成形，偶不成形，日2次，口干明显好转，略有胃脘不适，小便已不热，仍小便热、尿频尿急，舌红，苔白，脉弦。上方大黄改为12g，加杜仲15g、续断15g、山茱萸15g、橘核15g。7剂，日一剂，口服。

2018年2月5日四诊：大便正常，成形软便，日2次，口干明显好转，尿频、尿急略有好转，小便热减轻，无尿热。舌黯红，苔薄白，脉弦有力。前方去萆薢、土茯苓、滑石、橘核，加肉苁蓉30g、白茅根30g，陈皮15g，生姜6g，大枣10g。7剂，日一剂，早晚分服。

2018年2月12日五诊：二便调，胃脘不适较前好转，舌黯红，苔薄白，脉弦有力。继续前方口服巩固疗效。

按：便秘可分虚实。实证表现身热面赤，唇干口臭，苔黄燥，脉数而有力。病因多为阳盛体壮，平素过食辛辣、烧、烤、炸等厚味，致胃肠积热；或外感热病传里结于大肠，造成大便干燥坚硬。治宜泻热攻积、荡涤积滞，用急下存阴法。凡阳明腑实、腹满胀痛、内热肠燥、自汗、口渴，具备痞、满、燥、实等症者，可用承气类汤下之，中病即止，不可多服。虚证多见面色无华，形神不足，肌瘦乏力，气促汗出，心悸头晕，舌质淡嫩，苔薄白，脉沉细无力。所谓虚证乃本虚标实，或虚而夹实。病因多与年老体衰，或病后、术后、产后气血两亏，致脾虚运化无权，肠道传送无力，血亏津少，不能濡润肠道。治宜滋阴养血、润肠通便，用增水行舟法，以增液汤、麻仁丸等化裁，使其生津润肠，肠得润便即通。

本案患者便秘10年有余，大便干硬呈球状，排便非常费力，属肠中津亏液耗，不能濡润肠道而致大便燥结。肠中津亏液耗源于体内湿热，热耗津液，肠中津亏。患者口干舌燥，一方面源于湿热内盛，热伤津液，津液不足；另一方面，体内湿邪内停，水液输布失常，津液不能上承于口舌，故口干舌燥明显。由于湿邪内停，虽然口干舌燥，饮水却不能化为津液，反而加重体内湿邪，故口干却不欲饮。患者虽表现为便秘，却是体内湿邪化热作祟，故缠绵十余年、反复治疗未见显效。湿热蕴于膀胱，则见小便赤热。

从本而治，采用清热利湿，滋阴润肠通便，标本同治，虚实兼顾，方可效佳。

验案二：

王某某，男，68岁，2020年5月14日初诊。主诉：便秘2周。患者自诉2周前开始，大便质干呈球形，日1次，排便费力，纳食可，眠差，怕热，口干口苦，偶有胸胁胀闷，肩颈疼痛，舌黯红，苔薄白，脉沉弦滑。中医诊断：便秘，辨证为少阳阳明合病，阴亏肠燥。治法：和解少阳，润肠通便。方药：大柴胡汤加减。柴胡15g，黄芩15g，炒枳实20g，白芍20g，法半夏10g，酒大黄10g，瓜蒌30g，薤白15g，火麻仁30g，当归20g，生地黄30g，麦冬30g，生白术30g，葛根30g，羌活15g，川芎15g。14剂，日一剂，水煎服。

2020年5月28日复诊：便秘明显好转，质软成形，颈肩疼痛明显好转，口干消失，睡眠改善，纳食好，患者时有心烦燥热，舌黯红，苔薄白，脉沉弦细。上方加炒栀子10g，淡豆豉15g，酒大黄改为15g，14剂，日一剂，水煎服。

按： 大柴胡汤为表里双解剂，具有和解少阳、内泻热结之功效，主治少阳阳明合病，主症可见往来寒热，胸胁苦满，呕不止，郁郁微烦，心下痞硬，或心下满痛，大便不解，或协热下利，舌苔黄，脉弦数有力。临床常用于治疗急性胰腺炎、急性胆囊炎、胆石症、胃及十二指肠溃疡等属少阳阳明合病者。本患者便秘，口干口苦，胸胁胀闷，辨证为少阳阳明合病。同时患者年老，存在阴血不足，肠道失润，传导失司，故以大柴胡汤为主方，同时加当归、生地黄、麦冬等养血生津之品，以增液行舟。大量生白术可用于便秘治疗，是刘景源老师的临证经验，常用量为30g以上，根据大便情况可逐渐增加用量。

验案三：

刘某某，女，72岁，2020年12月18日初诊。主诉：便秘3年。

患者诉便秘3年，大便呈球状，2～3天1次，间断服用便通胶囊辅助通便，但服药后容易起皮疹，纳食可，睡眠不佳，多梦，口鼻干，左腿怕冷、易抽筋，舌红，苔薄淡黄，脉沉弦滑。既往史：胆结石术后，乳腺术后，阑尾炎术后。中医诊断：便秘，辨证为肠燥津亏。治法：滋阴润燥，润肠通便。方药：增液汤合麻子仁丸加减。太子参20g，黄芪20g，当归20g，玄参30g，生地黄30g，麦冬30g，火麻仁30g，酒苁蓉30g，白芍30g，炙甘草10g，麸炒枳实20g，姜厚朴15g，酒大黄18g，生白术30g，升麻6g，醋香附15g。7剂，日一剂，每日2次。

2020年12月25日复诊：服药后大便干好转，1～2天1次，口苦、睡眠改善，食欲好转，口鼻干减轻，腿抽筋好转，近1周未发作。自诉爱出汗，偶有左乳房发胀，舌淡红，苔淡黄中略厚，脉沉弦滑。前方改酒大黄18g，加生白术30g，升麻6g，醋香附15g，14剂，日一剂，每日2次。继续调理巩固治疗。

按： 增液汤出自吴鞠通的《温病条辨》，为治燥剂，主治阳明温病，津液大伤，数日不大便者，症见便秘、口渴、舌干、脉细数或沉而无力，具有增水行舟之功效。临床常用于温热病津亏肠燥便秘，以及习惯性便秘证属阴津不足者。麻子仁丸为润下剂，具有润肠泻热，行气通便之功效。主治肠胃燥热，脾约便秘证。本方临床常用于治疗虚人及老人肠燥便秘、习惯性便秘等胃肠燥热津亏者。本案患者年老，阴津不足，多年便秘，脾肾素亏，阴亏肠燥，大便不得下，故治宜增液行舟法，采用增液汤合麻子仁丸合方治疗，效果明显。

验案四：

吴某某，男，79岁，2020年12月9日初诊。主诉：便秘5年。患者诉便秘5年，大便日1次，质偏干，排便费力，无腹胀，周身疼痛，纳可，睡眠不实、夜尿5～6次，怕冷，浑身麻木，舌黯红，苔薄白腻，根部脱苔，脉沉弦细。中医诊断：便秘，辨证为阴虚肠燥，寒凝血瘀。治法：滋阴润燥，通阳活血。方药：增液汤合麻子仁丸合当归四逆汤加减。当归20g，桂枝10g，赤芍15g，大枣10g，细辛3g，炙甘草10g，生姜10g，玄参30g，生地黄30g，麦冬20g，火麻仁30g，太子参20g，黄芪20g，麸炒枳实15g，酒苁蓉30g，防风15g。7剂，日一剂，每日2次。

2020年12月16日二诊：服药后仍排便无力，质干硬，日1次。追问患者既往有脱肛病史，伴有乏力，舌淡红，苔白厚腻，脉沉弦细。前方去防风，改太子参为30g，黄芪为50g，加酒大黄10g，升麻6g，生白术30g，14剂，日一剂，每日2次。

三诊：服药后便秘明显好转，排便通畅，脱肛略缓解，乏力好转，睡眠一般，易醒，怕冷，手脚凉、麻木，舌淡红，苔白略厚，脉沉弦细。前方加蜜麻黄6g，黑顺片6g，柴胡12g，14剂，日一剂，每日2次。

按：便秘的病因是多方面的，其中主要的有外感寒热之邪，内伤饮食情志，年老体虚，阴阳气血不足等。本案患者年老气血不足，阴液亏虚，津亏肠燥，故大便秘结，同时合并气虚下陷、气虚推动无力，而排便无力。因此治疗当以滋阴生津、补益中气、润燥通便为法。增液汤合麻子仁丸以及合用补中益气汤加减益气养阴，则大便通畅。

第十二节　腹　胀

一、概述

腹胀，也称腹满，是指腹部胀满不适，或兼有疼痛之病证。以上腹部胀满不舒为主要临床表现者也可称"痞满"。腹胀在《伤寒论》中亦称"腹胀满""腹微满""腹满痛"等。如第66条"发汗后，腹胀满者，厚朴半夏甘草人参汤主之"、257条"腹满不减，减不足言，当下之，宜大承气汤"，张仲景在《伤寒论》中对腹胀满的辨证论治极为详细，如太阳误汗，脾虚气滞之腹满；阳明腑实，大肠热甚伤津之胀满；太阴脾阳不足，寒湿内盛之腹满；少阴阴寒内盛，寒凝气滞之腹满等。张仲景对腹满虚实的鉴别有《金匮要略·腹满寒疝宿食病脉证治第十》云："病者腹满，按之不痛为虚，痛者为实，可下之……"隋代巢元方在《诸病源候论·腹胀候》指出腹胀者病因为阳气外虚、阴气内积，"阳气外虚受风冷邪气，风冷，阴气也。冷积于府脏之间不散，与脾气相壅，虚则胀，故腹满而气微喘"。金代李东垣《兰室秘藏·中满腹胀论》云："脾湿有余，腹满食不化……亦有高粱之人，湿热郁于内而成胀满者……或多食寒及脾胃久虚之人，胃中寒则生胀满，或脏寒生满病。"指出腹胀与脾胃素虚、内伤饮食有关。清代邹澍将腹胀分为寒热虚实，《本经疏证·卷三》云："胀满而按之痛者为实，不痛者为虚；胀满而时能减者为寒，不减者为热。"《景岳全书·卷二十五》也提出"可按者为虚，拒按者为实"。吴谦在《医宗金鉴·腹胀总括》提出腹胀并因为"腹胀脾虚因久病，胃实多由食滞停"，治疗应"补虚健脾兼理气，攻食消导自然宁"。

二、验案举例

验案一：

刘某某，女，68岁，2018年1月8日初诊。主诉：乏力、腹胀1年余。患者诉1年前无明显诱因出现乏力，腹胀，纳差，无食欲，进食后腹胀明显，不敢食凉，偶有恶心、呃逆，口角发木，大便2～3天1次，质干硬、发黏，状如羊矢，手脚怕冷，舌红苔白，脉沉弦滑。既往有类风湿关节炎病史30年，手指关节变形，伴有关节痛。查体：双肺呼吸音清，未闻及干湿啰音，腹软，无压痛。双下肢不肿。中医诊断：胃痞，辨证为脾虚湿滞。治法：健脾利湿。方药：半夏厚朴汤加减。姜厚朴30g，生姜10g，法半夏10g，甘草6g，党参15g，木香10g，焦槟榔15g，陈皮15g，焦神曲15g，熟大黄15g，麸炒枳实15g，豆蔻10g。5剂，日一剂，冲服，注意休息，避免劳累，节情志，避风寒，忌生冷辛辣，病情变化随诊。

按：本案患者腹胀，亦感疲乏，中虚为本使然。脾胃虚弱则胃之受纳不足，脾之运化不及，饮食入胃，积于胃脘，湿邪内生、壅滞中焦，中焦气机不利，气机阻滞，故见腹胀、呃逆、大便干黏等。治疗当以健脾利湿为主，兼以理气。正如汪昂《医方集解》谓之："治脾胃者，补其虚，除其湿，行其滞，调其气而已。"

验案二：

王某某，男，59岁。2018年1月12日初诊。主诉：脘腹胀满反复30多年，加重1年。患者反复胃脘及腹部胀满三十余年，加重1年，曾查胃镜结果示：浅表性胃炎。近日夜间平卧后反酸烧心，白天好转，下午胃胀、腹胀加重，严重时可伴有明显胀痛，排气后减轻，喜热食，偶有心烦，脾气大，口苦，进食量少，大便每日2次，偶有排便不成形，无大便黏腻，舌红，苔白，脉弦。既往有糖尿病病史十余年，规律口服阿卡波糖、格列齐特控制血糖，空腹血糖6.0mmol/L，餐后血糖10.0mmol/L左右。中医诊断：腹胀，辨证为肝郁化火，脾虚气滞。治法：泻肝健脾，理气消胀。方药：化肝煎合厚朴生姜半夏甘草人参汤加味。醋青皮10g，陈皮10g，牡丹皮10g，炒栀子10g，白芍10g，泽泻9g，浙贝母10g，姜厚朴30g，生姜10g，法半夏10g，炙甘草6g，党参10g，木香10g，焦槟榔15g，大腹皮15g。5剂，日一剂。

2018年1月17日二诊：服药后腹胀减轻，无胀痛，排气不多，口干，喜热饮，饮不解渴，饮水后胃中饱腹感，偶可听到振水音，仍有反酸烧心，小便调，大便日1～2次，质可，舌黯红，苔薄白，脉弦滑。考虑患者存在水饮停胃，以上方合五苓散，并加海螵蛸、煅瓦楞子（先煎）抑酸护胃。7剂，日一剂。

2018年1月24日三诊：腹胀基本消失，自述感觉胃脘轻松，胃口较前明显改善，饭量明显增加，反酸烧心明显改善，胃中水满感基本消失，眠可，二便调，舌淡红，苔薄白，脉弦滑。考虑肝火伤阴，同时防止利水伤阴。上方加石斛15g，7剂，日一剂。

按：病机分析：本案患者平时性情急躁，肝气郁滞，肝郁化火，木旺克土，脾虚失于运化，气机升降失常，气机逆乱，则致脘腹胀满。厚朴生姜半夏甘草人参汤出自《伤寒论》，方由炙厚朴、生姜、半夏、炙甘草、人参组成，是张仲景为太阳病汗后中阳被伤，气滞腹部胀满而设。在临证时可不拘于太阳病汗后中阳被伤，对于其他原因引起的中阳受伤、脾虚运化失职、气机不畅而腹部胀满也可获得良好疗效。化肝煎出自《景岳全书》，由青皮、陈皮、栀子、牡丹皮、泽泻、芍药、土贝母组成，治疗"怒气伤肝，因而气逆动火，致为烦热，胁痛，胀满，动血"等证，本方的最大特点是善解肝气之郁，平气逆而散郁火。本案造成患者脾虚气滞原因考虑是肝郁气滞、肝郁化火、木旺克土，治病求本，治疗当抑木扶土，以化肝煎解肝郁、散郁火，以厚朴生姜半夏甘草人参汤健脾、理气消胀。两方合用，标本同治，虚实兼顾，共达郁开火降、脾运气行，则诸证自愈。

第十三节　泄　泻

一、概述

泄泻是以排便次数增多，粪便稀溏或完谷不化，甚至泻出如水样为主要症状的病证。泄泻在《黄帝内经》中被称为"飧泄""濡泄""洞泄"，并认为其主要与感受风寒湿热之邪，饮食不节、情志失调、脏腑虚弱等有关。如《素问·阴阳应象大论》曰"春伤于风，夏生飧泄""湿胜则濡泻"，《灵枢·邪气脏腑病形》曰"冬日重感于寒即泄"，《灵枢·邪气脏腑病形》曰"冬日重感于寒即泄"，《素问·太阴阳明论》曰"饮食不节，起居不时者，阴受之……则䐜满闭塞，下为飧泄"，《素问·举痛论》曰"怒则气逆，甚则呕血即飧泄"，《素问·脏气法时论》曰"脾病者，虚则腹满肠鸣，飧泄，食不化"。《难经》中提出"五泄"之分，论述以脏腑命名，曰："泄凡有五，其名不同：有胃泄、有脾泄、有大肠泄、有小肠泄、有大瘕泄。"汉代张仲景在《伤寒杂病论》中将泄泻和痢疾统称为"下利"。至宋代泄泻病名确立。明代张景岳针对脾虚湿胜在《景岳全书·泄泻》云"泄泻之本，无不由于脾胃"，同时提出分利之法治疗泄泻，"凡泄泻之病，多由水谷不分，故以利水为上策"。明代李中梓在《医宗必读·泄泻》中提出治泻九法，即淡渗、升提、清凉、疏利、甘缓、酸收、燥脾、温肾、固涩。清代程钟龄主张针对病因分而论治，其《医学心悟·泄泻》曰："湿多成五泻，泻之属湿也，明矣。然有湿热，有湿寒，有食积，有脾虚，有肾虚，皆能致泻，宜分而治之。"

二、验案举例

验案一：

高某某，女，51岁。2019年2月26日初诊。主诉：大便次数增多伴腹痛3周。患者大便次数增多3周，每天可有5～6次，质可，小腹下坠感，脐周及右侧腹部疼痛，伴有乏力，偶有头晕，容易累，怕冷，喜热食，小腹及腰部发凉，偶有咽部灼热感、胸骨后烧灼感，喉中有痰，口干口苦，不欲饮，纳呆，舌淡黯，苔白腻，脉沉细。中医诊断：泄泻，辨证为中气下陷、寒热错杂、上热下寒、寒凝气滞。治法：补中益气，清上温下。方药：补中益气汤合乌梅丸加减。太子参30g，黄芪30g，炒白术15g，当归15g，陈皮10g，炙甘草10g，升麻6g，柴胡6g，乌梅15g，细辛3g，肉桂（后下）10g，黄连9g，黄柏9g，花椒10g，干姜6g，黑顺片6g，乌药15g，盐小茴香12g，黄芩15g，连翘15g，薄荷（后下）10g，炒栀子10g，海螵蛸20g。共3剂，水煎服，日一剂。

2019年3月1日二诊：自述服药两剂后，即感觉小腹下坠感明显好转，腹痛明显减轻，大便次数减少，昨天排便2次，仍有咽干、灼热感，有痰，昨日痰中略带血丝，时有身热、汗出，偶有烧心、反酸，胃脘部轻度压痛，仍气短。舌黯，苔白微黄，脉沉细弦。前方乌梅减为12g，去小茴香，加吴茱萸3g，煅瓦楞子（先煎）30g，薄荷加至15g。5剂，水煎服，日一剂。

2019年3月6日三诊：服药后腹痛、小腹下坠感消失，大便次数明显减少。咽干、喉中有痰等症状明显减轻，灼热感消失，烧心反酸明显好转，无胃脘痛，胃脘偶有下坠感。去乌梅丸，继予补中益气汤加味：太子参30g，黄芪30g，炒白术15g，当归15g，陈皮10g，炙甘草10g，升麻6g，柴胡6g，肉桂（后下）10g，黄连9g，干姜6g，吴茱萸4g，黄芩15g，海螵蛸30g，煅瓦楞子（先煎）30g，浙贝母15g，木香10g，砂仁（后下）6g，炒麦芽15g。上方7剂巩固治疗。

按：本案由饮食劳倦，损伤脾胃，清阳下陷，同时兼有寒热错杂，上焦热、中焦、下焦虚寒所致。脾主升清，脾虚则清阳不升，中气下陷，故大便次数多，有腹部下坠感；中焦、下焦虚寒，故阳气不足，气机运化不畅，故可小腹坠胀、腹痛。因此以补中益气汤和乌梅丸治疗，故可显效。

验案二：
乔某某，35岁。2019年12月18日初诊。主诉：反复腹泻5年。患者反复腹泻5年，无明显规律，严重时可腹泻不止，甚至可排出透明黏液，伴腹部绞痛。偶腹痛，腹胀，喜凉食，吃热食容易恶心，偶口苦，手脚凉，纳可，梦多，腰酸，偶早上醒后如厕。平时大便不成形，略发黏，月经规律，颜色偏黯，偶有血块。舌尖红，苔白、中根厚腻，脉沉细滑。既往史：既往有2型糖尿病病史，现血糖控制可。否认其他慢性病史。中医诊断：泄泻，辨证为脾肾阳虚，寒热错杂。治法：健脾温肾，固肠止泻。方药：参苓白术散合四神丸、乌梅丸加减。党参20g，茯苓15g，麸炒白术15g，炙甘草10g，山药20g，炒白扁豆20g，莲子肉20g，麸炒薏苡仁20g，肉豆蔻10g，盐补骨脂20g，制吴茱萸6g，黄芩15g，黄连6g，乌梅10g，细辛3g，肉桂6g，干姜9g，花椒6g，法半夏10g，灶心土30g，煅赤石脂15g，葛根20g。7剂，水冲服，每日2次。

2019年12月25日二诊：服药后手脚凉明显好转，大便7天未解，略腹胀，纳可，平时犯困，容易睡不醒，感觉昏沉，舌尖红，苔薄黄略厚，脉沉弦细。前方去灶心土、赤石脂、葛根，加枳实15g，厚朴10g，瓜蒌20g，14剂，日一剂，早晚分服。

2020年1月22日三诊：大便明显好转，近期无腹泻，大便日1次，为成形软便，继续调理巩固治疗。

按：本病案为久泄累及脾肾，脾肾均出现亏虚，因此治疗需针对脾、肾两脏协同治疗。脾虚不运，饮食不化，湿浊内阻，气机不畅，清浊不分，故见肠鸣泄泻；脾虚气血生化不足，肢体肌肤失于濡养，故四肢无力；舌淡，苔腻，脉虚缓皆为脾虚湿盛之象。参苓白术散补脾胃，健脾化湿，用于脾胃虚弱，食少便溏等症，针对脾虚泄泻有较好效果。四神丸具有温肾散寒、涩肠止泻之功效，用于肾阳不足所致的泄泻，症见肠鸣腹胀、五更泄泻。乌梅丸本用于治疗蛔厥证，但其缓肝调中，清上温下，亦常用于治疗久痢久泄。本案患者症见腹痛下痢、偶有便白色黏液、躁烦、手足厥冷等症，符合乌梅丸方证。以上三方合方加用葛根升清止泻，灶心土温中止泻，赤石脂涩肠止泻。服药7天后腹泻诸症改善效果显著。之后继续以温养脾肾、调气降胃等治疗，大便恢复正常。

第十四节 胃 痞

一、概述

胃痞在《黄帝内经》中称为"痞满""痞隔""痞塞""心下痞"等，并认为胃痞病的病因主要有3种，一是内伤所致，脾胃气机失和，如起居不时、脾胃虚弱、痰湿中阻、情志所伤等，使人心下痞满。二是外感六淫侵袭，如《素问·异法方宜论》曰："寒由外侵……脏寒生满病。"《素问·至真要大论》云："太阳之复，厥气上逆……心胃生寒，胸膈不利，心痛否满。"《素问·气交变大论》曰："岁土太过，雨湿流行，肾水受邪，民病腹痛，清厥，意不乐，体重烦冤……饮发中满。"《素问·五常政大论》曰："太阴司天，湿气下临，肾气上从，黑起水变，埃冒云雨，胸中不利，阴痿，气大衰而不起不用。当其时，反腰椎痛，动转不便也。厥逆，地乃藏阴，大寒且至，蛰虫早附，心下否痛。"三是饮食不节，《素问·痹论》："饮食自倍，肠胃乃伤。"《素问·奇病论》："甘者令人中满。"甘者入脾，过食甘味，可令气机窒塞，而生中满之病。自《黄帝内经》时期"痞"作为一个独立的病症首次出现，张仲景在《伤寒论》中提到"心下痞硬而满""但满而不痛者，此为痞"，明确指出其病位在心下胃脘部，且说明"痞"是心下满闷不舒，或有微痛。《难经·五十六难》提到"脾之积，名曰痞气，在胃脘，覆，大如盘。久不愈，令人四肢不收，发黄疸，饮食不为肌肤。"《诸病源候论·八痞候》明确其病机为："荣卫不和，阴阳隔绝，而风邪外入，与卫气相搏，血气壅塞不通，而成痞也。痞者，塞也，言腑脏痞塞不宣通也。由忧恚气积，或坠堕内损所致。"《诸病源候论》继承了《伤寒论》心下痞观点，提出《伤寒心痞候》："太阳少阳并病，脉浮紧，而下之，紧反入里，则作痞。痞者，心下满也。病发于阴者，不可下，下之则心下痞，按之自软，但气痞耳，不可复下也。"汉代张仲景在《伤寒论》及《金匮要略》中总结了胃痞的治法：旋覆代赭汤、泻心汤泻热和中；桂枝人参汤温里散寒；五苓散化气行水；十枣汤、甘遂半夏汤峻逐水饮；瓜蒂散涌吐痰食等。《玉机微义·心下痞满门》认为："中满者勿食甘，不满者当食之，如自觉满而外无胀急之形，乃痞也，是不满也，当以甘而撑柱之。"《医学正传》认为："心主血，邪入于本，固为心下痞，仲景以泻心汤，用黄连泻心下之土邪，功效甚速""亡阴者，谓脾胃水谷之阴亡也。固胸中之气，因虚而下陷于心之分野，故心下痞，宜升胃气，以血药兼之""虚实之异，如实痞大便秘者，厚朴、枳实主之。虚痞大便利者，芍药、陈皮主之。如饮食所伤而为痞满者，宜消导其胸中滞涩之气，上逆兀兀欲吐者，则宜吐之，所谓在上者因而越之是也。"

二、验案举例

验案一：

李某某，男，34岁。2018年2月5日初诊。主诉：反复胃脘胀满半年余。患者近半年无明显诱因出现胃脘胀满，曾查胃镜示：反流性食管炎。平时感觉周身不适，偶有左后背、右胁肋点状疼痛，胃脘胀满时伴有大便不通，有排气，大便日1～3次，基本不成形，质黏腻，纳可，咽部有异物感，吐之不出，咽之不下，舌红，苔白，脉沉滑。中医诊断：胃痞，辨证为脾虚湿滞，湿热蕴结，胃气不降。治法：健脾祛湿，清热导滞。方药：枳实导滞丸合平胃散、旋覆代赭汤加减。具体用药：麸炒枳实30g，焦神曲15g，陈皮15g，黄芩10g，黄连6g，熟大黄10g，麸炒苍术15g，茯苓30g，泽泻15g，姜厚朴30g，木香15g，砂仁（后下）6g，焦槟榔15g，炒紫苏子15g，紫苏梗15g，旋覆花（包煎）10g，煅代赭石（先煎）30g，法半夏10g，大腹皮15g，豆蔻10g。7剂，日一剂，早晚分服。

2018年2月12日复诊：服药后胃胀明显好转，几乎未再发作，大便较前痛快，黏腻感减轻，咽部异物感明显好转，右胁肋部点状疼痛消失，偶有盗汗、脚凉。舌红，苔白腻，脉沉滑。上方加黄柏15g，肉桂（后下）6g。14剂，日一剂。

按：枳实导滞丸出自李东垣《内外伤辨惑论》"治伤湿热之物，不得施化，而作痞满，闷乱不安"。《医方集解》谓此方："此足太阴、阳明药也。饮食伤滞，作痛成积，非有以推荡之则不行，积滞不尽,病终不除。故以大黄、枳实下之,而痛泻反止,经所谓通因通用也。伤由湿热,黄芩、黄连佐之以清热,茯苓、泽泻佐之以利湿。积由酒食、神曲蒸窨之物,化食解酒,因其同类,温而消之。芩、连、大黄苦寒太甚,恐伤脾胃,故又以白术之甘温,补土而固中也。"枳实导滞丸临床长于治疗湿热积滞肠胃,以脘腹胀痛,大便失常,苔黄腻,脉沉有力为证治要点。对于湿浊阻滞较重,胃气不降的患者,临床常合并平胃散、旋覆代赭汤应用,可取得满意疗效。

验案二:

陈某某,女,53岁,2018年2月27日初诊。主诉:反复胃脘痛3年来诊。患者反复胃脘痛3年,胃镜提示:慢性浅表性胃炎。长期胃脘部不适,喜热食,不敢吃凉,伴有呃逆,胃胀,堵闷感,进食多及饥饿时均感胃脘不适,易心烦起急,周身疼痛。大便质黏,偶有便秘,眠差,舌红,苔薄白,脉弦。既往有高血压病史8年,目前服用硝苯地平控释片,血压控制正常。中医诊断:胃脘痛,辨证为肝胃不和,脾胃虚寒。治法:调和肝胃,温胃止痛。方药:化肝煎、左金丸、良附丸、金铃子散及百合乌药汤加减。醋青皮10g,陈皮10g,牡丹皮10g,石决明(先煎)30g,白芍15g,浙贝母15g,泽泻10g,制吴茱萸6g,黄连9g,法半夏10g,厚朴15g,焦槟榔15g,木香10g,砂仁(后下)5g,紫苏梗10g,高良姜6g,醋香附15g,百合30g,乌药10g,炒川楝子6g,醋延胡索15g。7剂,日一剂,早晚分服。

2018年3月6日复诊:服用上药后胃脘痛明显好转,浑身疼痛减轻,胃胀、堵闷感明显好转,偶有反酸,生气后两胁肋发胀、胃脘不适加重。考虑患者肝郁日久,肝气郁滞,横逆犯胃,胃失和降,气滞则发为胀痛。服上方有效,继以上方去泽泻,加海螵蛸20g,煅瓦楞子(先煎)30g,炒栀子6g,生姜6g。7剂,日一剂。

按:胃脘痛又称胃痛,发病多与情志刺激、饮食失节、劳逸失度有关。本案患者平时忧思恼怒，肝气郁结，肝旺横逆犯胃，气滞中脘则发为胃脘痛，肝胃不和所致胃脘痛多以胃脘、胁肋胀满疼痛，嗳气、呃逆、吞酸，情绪抑郁，不欲食，苔薄黄，脉弦等为主要表现。治疗以疏肝理气、清泻肝火，温胃散寒、行气止痛。治疗肝胃不和之胃脘痛，着力点不能仅在于胃，从肝论治至关重要，同时尤应重视胃之和顺通降，方可取得较好疗效。

验案三：

侯某某，女，71岁，2020年7月7日初诊。主诉：胃脘痛1周。患者1周前饮食不洁后出现胃脘痛，小腹绞痛，伴有腹泻，腹泻后腹痛好转，近日小腹绞痛好转，仍胃脘隐痛，胃脘部有堵闷感，进食后消化不良，大便日1～2次，偶有口苦，腰腿痛，舌黯红，苔薄白，脉沉弦细。中医诊断：胃脘痛，辨证为肝胃不和。治法：疏肝和胃止痛。方药：小柴胡汤、枳术丸加减。柴胡15g，黄芩15g，法半夏10g，生姜10g，党参15g，炙甘草10g，大枣10g，陈皮15g，焦神曲15g，炒枳实20g，炒白术15g，白芍20g，海螵蛸20g，浙贝母15g，三七6g，紫苏叶12g，延胡索12g，灶心土（包煎）30g。7剂，日一剂，水煎服。

2020年7月14日复诊：胃脘痛消失，胃脘发堵好转，消化不良明显减轻，腰腿痛有所减轻，纳可，二便正常。舌淡红，苔薄白，脉沉弦细。以上方加独活15g，桑寄生30g，秦艽15g。7剂，日一剂，水煎服。继续巩固治疗。

按：小柴胡汤为和解剂，具有和解少阳之功效。主治伤寒少阳病证。邪在半表半里，症见往来寒热，胸胁苦满，默默不欲饮食，心烦喜呕，口苦，咽干，目眩，舌苔薄白，脉弦者。枳术丸具有健脾消食，行气化湿之功效。主治脾胃虚弱，食少不化，脘腹痞满等。该患者胃脘痛属肝胃不和证，以小柴胡汤合枳术丸加味，加白芍以缓急止痛，三七、延胡索活血止痛，乌贝散制酸止痛，灶心土温胃止痛，共达疗效。

验案四：

党某某，女，54岁。2020年3月31日初诊。主诉：反复胃脘痛近5年。胃脘痛反复发作近5年，偶有烧心反酸，易心烦气急，手胀，关节疼痛，偶有胃脘胀满，生气、贪凉后容易诱发头痛，纳可，口苦，无口干，眠差，舌黯红，苔薄白，脉沉弦细。中医诊断：胃脘痛，辨证为肝胃不和。治法：疏肝和胃止痛。方药：化肝煎合良附丸、左金丸加减。青皮10g，陈皮10g，牡丹皮12g，炒栀子9g，炒白芍15g，泽泻15g，浙贝母15g，高良姜6g，香附12g，吴茱萸3g，黄连6g，海螵蛸20g，焦神曲15g，白芷10g，党参15g，生姜6g，大枣10g。7剂，日一剂，水煎服。

2020年6月15日复诊：药后胃脘痛明显好转，连续服用上方1个月，睡眠改善，自行停药。近1个月略有胃脘痛，无烧心反酸，周身乏力，纳可，大便正常，舌淡红，苔薄白，脉沉弦细。上方改党参为20g，加羌活12g，防风12g。14剂，日一剂，水煎服巩固治疗。

按： 化肝煎为明代医学家张景岳所创之方，由青皮、陈皮、栀子、牡丹皮、泽泻、芍药、土贝母7味药组成，列于《景岳全书·新方八陈·寒阵》。主要治疗怒气伤肝，气逆动火，胁痛胀满，烦热动血。本方的最大特点是善解肝气之郁，平气逆而散郁火。方中青皮疏肝理气，陈皮理气和胃，芍药养血柔肝、缓解止痛，牡丹皮、栀子清肝泻热，泽泻化湿泻热，土贝母清热散结，诸药配伍，共奏泄热和胃、疏肝理气之功。本案以化肝煎配左金丸以疏肝和胃，良附丸以暖胃行气止痛，共达疗效。

验案五：

侯某某，男，83岁。2020年5月13日初诊。主诉：胃脘胀满2年。患者胃脘胀满2年，偶有恶心，无反酸烧心，无呃逆，无嗳气，畏寒，纳可，大便偶有不成形，舌淡胖，苔白略厚满布，脉沉细滑。中医诊断：胃痞，辨证为脾虚失运，胃气失降。治法：

健脾化湿,和胃降气。方药:香砂六君子丸加减。党参15g,茯苓20g,麸炒白术20g,炙甘草10g,生姜10g,山药20g,陈皮10g,法半夏10g,木香10g,砂仁(后下)6g,麸炒枳实12g,炒谷芽15g,炒麦芽15g,焦神曲15g,牡丹皮15g,麦冬15g,竹茹15g,高良姜6g,醋香附15g。7剂,水煎服,日一剂,早晚分服。

2020年5月27日二诊:服药后胃脘胀满明显好转,吃凉、吃硬后偶有隐痛,早上容易胃痛,打嗝,纳可,大便不成形、略发黏,爱着急生气,舌淡黯,苔白略厚,脉沉细。前方去麦冬、竹茹,加吴茱萸5g,乌药15g,白芷10g,三七6g,醋五灵脂(包煎)10g,蒲黄炭(包煎)10g以温胃活血止痛。14剂,水煎服,每日2次。

2020年6月10日三诊:服药后胃脘胀满明显好转,胃痛明显好转,继续以前方巩固治疗。

按: 异功散、六君子汤、香砂六君子汤均由四君子汤加味而成,皆有益气健脾之功;配伍的共同点均为补气药与行气化痰药相配,使补气而不滞气,适用于脾胃气虚兼有气滞痰湿中阻之证。但异功散中加陈皮,功兼行气化滞,适用于脾胃气虚兼气滞证;六君子汤配半夏、陈皮,功兼和胃燥湿,适用于脾胃气虚兼有痰湿证;香砂六君子汤伍半夏、陈皮、木香、砂仁,功在益气和胃,行气化痰,适用于脾胃气虚、痰阻气滞证。

验案六:

周某某,女,32岁,2019年7月19日初诊。主诉:胃脘胀满3月余。患者诉胃脘胀满3月余,喜热食,吃凉胃脘不适,偶有胃脘痛,打嗝不畅,纳食可,大便偏干、量少、略发黏,爱着急,偶反酸,无口苦,月经正常,经期流清涕。舌黯红,苔薄白,脉沉细。中医诊断:胃痞,辨证为肝胃不和。治法:疏肝理气,和胃消胀。方药:解肝煎加味。茯苓20g,陈皮15g,法半夏15g,姜厚朴15g,紫苏梗15g,白芍15g,砂仁(后下)10g,木香10g,麸炒枳实20g,麸炒枳壳15g,牡丹皮15g,制吴茱萸3g,黄连6g,海螵蛸 20g，焦神曲 15g，麸炒白术 15g。7 剂，日一剂，每日 2 次口服。

2019 年 7 月 26 日复诊：服药后胃脘胀满较前明显好转，食欲改善，仍有打嗝不畅，口苦，大便偏干好转，偶有排便不净感，无胃脘痛，舌黯红，苔薄白，脉沉细。前方加焦槟榔 15g。14 剂，日一剂，每日 2 次口服，继续调理巩固治疗。

按：解肝煎出自张景岳的《景岳全书》，具有疏肝理气，化湿畅中之功效。主治肝郁气滞之胸胁胀满疼痛、泄泻等证。方中陈皮理气，茯苓健脾化湿，厚朴除滞气，半夏味辛以散气结，紫苏叶芳化行气，治胸胁逆气、脘腹胀满，芍药质润以柔肝，砂仁行气增强散结之功，生姜助本方疏散条达之力。诸药合用，共奏疏肝解郁之功效。适用于肝气郁结、肝气犯胃所致之胸胁逆气、脘腹胀满等症。本案患者较年轻，性情偏急躁，肝气郁结，日久肝气犯胃，而致胃脘胀满，因此治宜疏肝行气和胃为法，而选用解肝煎治疗后得效。

验案七：

张某某，女，62 岁，2020 年 12 月 16 日初诊。主诉：胃脘发堵 3 年。患者诉胃脘发堵 3 年，未进行治疗，餐后不易往下走，打嗝，腹胀，无胃脘痛，纳食可，喜热食，睡眠可，大便正常，偶心悸，无乏力，怕冷怕热，双手手心、手腕疼痛，遇冷疼痛加重，爱着急生气，舌黯，苔薄白，脉沉弦。既往史：冠心病支架术后十余年。有高血压、高脂血症病史。中医诊断：胃痞，辨证为为肝火犯胃。手腕疼痛辨病为痹证，辨证为风寒湿痹兼血瘀。治法：疏肝和胃，祛风化湿，活血化瘀。方药：解肝煎合枳术丸合当归四逆汤加味。醋青皮 10g，陈皮 10g，牡丹皮 20g，炒栀子 10g，白芍 20g，浙贝母 15g，泽泻 15g，麸炒枳实 15g，生白术 15g，当归 15g，桂枝 10g，赤芍 15g，大枣 10g，细辛 3g，炙甘草 10g，羌活 15g，防风 15g，木香 10g，砂仁（后下）6g，片姜黄 15g。7 剂，日一剂，每日 2 次口服。

2020年12月23日复诊：服药后胃脘发堵明显好转，腹胀好转，略有打嗝，心烦好转，手心、手腕疼痛明显好转，怕冷减轻，大便较前通畅。前方加黄芩9g、麦冬15g，7剂继续巩固治疗。

按：本案患者平时脾气急躁，日久肝郁化火，肝火犯胃，胃气不降则发为胃脘胀满不适，因此治当木郁达之，方选化肝煎。化肝煎出于《景岳全书》，由青皮、陈皮、芍药、牡丹皮、栀子、泽泻、贝母组成，其最大特点是善解肝气之郁，平气逆而散郁火，主要治疗怒气伤肝，气逆动火，胁痛胀满，烦热动血。枳术丸健脾消食，行气化湿。当归四逆汤具有温经散寒、养血通脉之功效，主治血虚寒厥证。本案多由营血虚弱，寒凝经脉，血行不利所致，素体血虚而又经脉受寒，寒邪凝滞，血行不利，阳气不能达于四肢末端，营血不能充盈血脉，遂呈手足厥寒、脉细欲绝。上方加羌活、防风、片姜黄等祛风除湿、通络止痛药物，服用后胃脘胀满缓解明显，痹证疼痛明显减轻。

验案八：

房某，男，25岁，2020年11月13日初诊。主诉：反酸、胃脘胀满1年余。患者诉反酸、胃脘胀满1年余，夜间明显，偶有烧心，餐后呃逆，无口苦，纳一般，睡眠可，大便正常，日1次，容易干，舌红，苔白腻中略厚，脉沉弦滑。中医诊断：胃痞，辨证为脾胃不和。治法：健脾和胃，理气除满。方药：香砂六君子合小陷胸、左金丸加减。太子参15g，茯苓15g，生白术15g，炙甘草10g，陈皮15g，姜半夏9g，木香10g，砂仁（后下）5g，麸炒枳实15g，瓜蒌15g，制吴茱萸2g，黄连6g，紫苏梗15g，焦槟榔15g，姜厚朴15g，焦神曲15g。7剂，日一剂，每日2次口服。

2020年11月27日二诊：服药后烧心反酸好转，晚上六七点左右偶有反酸，纳食可，大便正常，舌红，苔薄白，脉沉弦细。前方去砂仁、瓜蒌，加海螵蛸20g，浙贝母15g，煅瓦楞子（先煎）30g，黄芩10g，生姜10g，麦冬15g，竹茹15g。14剂，日一剂，早晚分服。

2020年12月11日三诊：胃脘胀满明显好转，大便溏稀好转，反酸好转，偶有打嗝，纳可，舌淡红，苔薄白，脉沉弦细。前方加砂仁（后下）6g，香附12g。14剂，日一剂调理善后。

按： 胃痞的病机有虚实之分，实即实邪内阻，包括感受外邪，饮食停滞，痰湿阻滞，肝郁气滞等；虚即中虚不运，责之脾胃虚弱。实邪之所以内阻，多与中虚不运，升降无力有关；反之，中焦转运无力，最易招致实邪的侵扰，两者常常互为因果。如脾胃虚弱，健运失司，既可停湿生饮，又可食滞内停；而实邪内阻，又会进一步损伤脾胃，终至虚实并见。因此胃痞日久多为虚实夹杂。本案患者既有脾胃虚弱，又有饮食停滞，因此以香砂六君子汤健脾燥湿，行气导滞，小陷胸汤消除痰热而除痞，左金丸调和肝胃。三方合用以达调理脾胃，理气消痞之功。

第十五节　水　肿

一、概述

水肿在《黄帝内经》中称为"胕肿""肾风""风水""水肿""溢饮""石水""涌水"等，"水肿"一词也有提及，但均未作为病名出现，而是作为单一症状加以描述。如《素问·水热穴论》："肺为喘呼，肾为水肿，肺为逆不得卧，分为相输，俱受者水气之所留也。"《本病论》："太阴不迁正，即云雨失令，万物枯焦，当生不发。民病手足肢节肿满，大腹水肿。"《素问·汤液醪醴论》将其病因归结为"其有不从毫毛而生，五脏阳以竭也"。根本原因是五脏阳气虚衰，引起全身气化功能障碍。又分为内伤、外感两大类，一是内伤，内伤脏腑导致气化功能及血液运行失常，多责之肺、脾、肾三脏功能失常。《灵枢·邪气脏腑病形》曰："肺脉……大甚为腔肿。"《素问·至真要大论》曰："诸湿肿满，皆属于脾。"《素问·水热穴论》认为:"勇而劳甚,则肾汗出,肾汗出逢于风,内不得入于脏腑,外不得越于皮肤,客于玄府,行于皮里,传为胕肿,本之于肾,名曰风水。"《灵枢·经脉》:"是主血所生病者……大腹水肿。"二是外感,风邪、水湿、寒邪、火热等外来邪气侵袭机体,其病性多为实证。《灵枢·五癃津液别论》中曰:"邪气内逆,则气为之闭塞而不行,不行则水胀。"引申为不同病邪外感,有热邪入里如《素问·至真要大论》中曰:"少阴司天,火淫所胜,则温气流行……热上皮肤痛,色变黄赤,传而为水,身面胕肿,腹满仰息。"水湿为患如《素问·六元正纪大论》云:"湿盛则水闭胕肿。"寒邪内侵如《素问·气厥论》:"肺移寒于肾,为涌水。"水湿兼寒邪如《素问·六元正纪大论》曰:"三之气,天布政,湿气降,地气腾,雨乃时降,寒乃至。感于寒湿,则民病身重,胕肿,胸腹满。"《医学正传·肿胀》总结其病机为:"夫脾虚不能制水,水渍妄行,故通身面目手足皆浮而肿,名曰水肿。"《玉机微义》概括水肿的典型表现为:"故诸水肿者,湿热之相兼如六月,湿热太甚,而庶物隆盛,水肿之象明可见矣。"《黄帝内经》总结了"开鬼门,洁净府,去菀陈莝"的治疗思想。汉代张仲景在《伤寒论》中记载了用五苓散、真武汤、麻黄连翘赤小豆汤治疗水肿;在《金匮要略·水气病脉证并治》中指出风、湿是发生水肿的两个主要病因,并认为热邪亦可治病。按病因脉证进行分型,"师曰:病有风水,有皮水,有正水,有石水,有黄汗。"并提出"腰以下肿,当利小便""腰以上肿,当发汗"和"可下之"的三大治法。《证治汇补》概括其治法:"治水之法,行其所无事,随表里寒热上下,因其势而利导之,故宜汗、宜下、宜渗、宜清、宜燥、宜温,六者之中,变化莫拘。"《景岳全书·水肿论治》也指出:"凡水肿等证,乃脾肺肾三脏相干之病。盖水为至阴,故其本在肾;水化于气,故其标在肺;水惟畏土,故其制在脾。"

二、验案举例

验案一：

刘某某，男，87岁，2020年11月3日初诊。主诉：双脚水肿半年。患者诉半年前双足出现水肿，逐渐加重，无恶心呕吐，无心慌胸闷胸痛，平素眠差，易醒，醒后难入睡，流涕，纳可，大便干，2～3天1次，排便费力，舌黯红，苔白略厚，脉沉弦细。既往史：胆囊切除术后，有糖尿病、前列腺增生、慢性肾功能不全等病史。中医诊断：水肿，辨证为肾阳亏虚，水湿不化。治法：温补肾气，化气行水。方药：肾气丸合五苓散加减。生地黄30g，熟地黄15g，酒山茱萸15g，山药15g，茯苓30g，泽泻20g，生白术30g，猪苓10g，肉桂（后下）10g，当归15g，枸杞子20g，盐菟丝子15g，盐沙苑子15g，盐车前子（包煎）15g，牛膝15g，熟大黄10g，土茯苓30g。14剂，日一剂，每日2次口服。

2020年11月17日复诊：服药后脚肿明显好转，精神较前好转，大便由原2～3天1次，现增加至日1次，排便费力明显好转，手脚凉好转，睡眠改善，乏力好转，舌黯红，苔薄白，脉沉弦细。前方加陈皮15g，黄芪20g，炒酸枣仁30g，14剂继续巩固治疗。

按：水液的代谢过程，与脾、肺、肾三脏密切相关。故《医宗必读·水肿胀满论》曰："脾土主运行，肺金主气化，肾水主五液。凡五气所化之液，悉属于肾；五液所化之气，悉属于肺；转输之脏，以制水生金者，悉属于脾。"肾司开合，为主水之脏。脾主运化水液，为水液代谢之枢纽。肺主行水，为水之上源。因此水肿之病往往与肺脾肾三脏相关。本案患者年老肾亏，肾气不化，则水液停聚。故治疗宜补肾温阳，复其气化，选用肾气丸治疗。

肾气丸出自《金匮要略》，为肾阳不足之证而设。肾主水，肾阳虚弱，不能化气行水，水湿内停，则小便不利，少腹拘急，甚则发为水肿等；若阳虚膀胱失约，则小便反多，夜尿尤频；肾阳不足，水液失于蒸化，津不上承，则口渴不已；舌质淡而胖，尺脉沉细或沉弱而迟，皆为肾阳虚弱之象。诸症皆由肾阳不足，温煦无能，气化失司，水液代谢失常所致，治宜补肾助阳，益火之源，以消阴翳，辅以化气利水。方中附子大辛大热，温阳补火；桂枝辛甘而温，温通阳气，二药相合，补肾阳，助气化，共为君药。肾为水火之脏，内舍真阴真阳，阳气无阴则不化，善补阳者，必于阴中求阳，则阳得阴助，而生化无穷，故重用干地黄滋阴补肾生精，配伍山茱萸、山药补肝养脾益精，阴生则阳长，同为臣药。方中补阳药少而滋阴药多，可见其立方之旨，并非峻补元阳，乃在于微微生火，鼓舞肾气，即取少火生气之义。泽泻、茯苓利水渗湿，配桂枝又善温化痰饮；牡丹皮活血散瘀，伍桂枝则可调血分之滞，此三味寓泻于补，俾邪去而补药得力，并制诸滋阴药碍湿之虞，俱为佐药。诸药合用，助阳之弱以化水，滋阴之虚以生气，使肾阳振奋，气化复常，则诸症自除。

五苓散出自《伤寒论》，原治蓄水证，乃由太阳表邪不解，循经传腑，导致膀胱气化不利，而成太阳经腑同病。太阳表邪未解，故头痛微热；膀胱气化失司，故小便不利；水蓄不化，郁遏阳气，气不化津，津液不得上承于口，故渴欲饮水；其人本有水蓄下焦，饮入之水不得输布而上逆，致水入即吐，故又称"水逆证"；水湿内盛，泛溢肌肤，则为水肿；水湿之邪，下注大肠，则为泄泻；水湿稽留肠胃，升降失常，清浊相干，则为霍乱吐泻；水饮停于下焦，水气内动，则脐下动悸；水饮上犯，阻遏清阳，则吐涎沫而头眩；水饮凌肺，肺气不利，则短气而咳。治宜利水渗湿为主，兼以温阳化气之法。方中重用泽泻为君，以其甘淡，直达肾与膀胱，利水渗湿。臣以茯苓、猪苓之淡渗，增强其利水渗湿之力。佐以白术、茯苓健脾以运化水湿。

验案二：

刘某某，男，69 岁，2020 年 12 月 8 日初诊。主诉：双下肢水肿近 1 年。患者诉发现双下肢水肿近 1 年，按之凹陷，周身乏力，腰酸痛、怕冷，周身怕冷，腿脚凉，腿着凉容易抽筋，纳可，睡觉可，大便偏干，日1次，偶前胸闷痛，舌黯红，苔薄白，脉沉弦滑。中医诊断：水肿，辨证为肾阳亏虚。患者胸闷辨病为胸痹心痛，辨证为气虚血瘀。治法：温肾利水，益气活血化瘀。方药：肾气丸合丹参饮加减。熟地黄20g，生地黄20g，酒山茱萸20g，山药15g，茯苓30g，牡丹皮15g，泽泻30g，肉桂（后下）10g，黑顺片6g，盐车前子（包煎）30g，白芍30g，生白术15g，麸炒枳壳15g，丹参20g，砂仁（后下）9g，檀香（后下）9g，太子参20g，黄芪20g，黄芩15g，生姜10g。7剂，日一剂，每日2次口服。

2020年12月15日二诊：服药后双下肢水肿好转，腿抽筋好转，腰酸痛减轻，纳可，大便干好转，舌淡黯，苔薄白，脉沉弦滑。继续以上方口服14剂，日一剂，每日2次口服。

2020年12月29日三诊：服药后腿肿明显好转，晚上脚腕略有发胀，怕冷明显好转，腰酸减轻，大便干明显好转，略有腿发软，舌淡黯，苔薄白，脉沉弦细滑。前方加生薏苡仁30g，牛膝15g，生杜仲20g。14剂，日一剂，每日2次口服。

按：水肿病与脾、肺、肾三脏功能异常密切相关。治疗时亦常常根据患者脏腑辨证，针对上述三脏功能进行调节，促进水液代谢。本案患者年老肾亏，肾气不化，则水液停聚。故治以补肾温阳，复其气化，选用肾气丸治疗。肾气丸出自《金匮要略》，为肾阳不足之证而设。肾主水，肾阳虚弱，不能化气行水，水湿内停，则小便不利，少腹拘急，甚则发为水肿等；若阳虚膀胱失约，则小便反多，夜尿尤频；肾阳不足，水液失于蒸化，津不上承，则口渴不已；舌质淡而胖，尺脉沉细或沉弱而迟，皆为肾阳虚弱之象。诸症皆由肾阳不足，温煦无能，气化失司，水液代谢失常而致，治宜补肾助阳，滋阴生精，助阳之弱以化水，滋阴之虚以生气，使肾阳振奋，气化复常，则水肿自除。

丹参饮出自《时方歌括》，具有活血祛瘀、行气止痛之功效，主治心痛，胃脘诸痛。本方由丹参、檀香、砂仁3味药组成，原治气滞血瘀所致的心胃气痛。该证初起多气结在经，久病则血滞在络，即叶天士所谓"久病入络"。方中丹参用量为其他2味药的五倍，重用为君以活血祛瘀；然血之运行，有赖气之推动，况血瘀气亦滞，故伍入檀香、砂仁以温中行气止痛，共为佐使。以上三药合用，使气行血畅，诸痛自除。

第十六节 阳 痿

一、概述

阳痿在《黄帝内经》中称为"阴痿""筋痿"，并认为阳痿原因主要有4种。一是因于年老，《素问·阴阳应象大论》："年六十，阴痿，气大衰，九窍不利。"二是房劳太过，《素问·痿论》："思想无穷，所愿不得，意淫于外，入房太甚，宗筋弛纵，发为筋痿，乃为白淫。"三是因于六淫邪气之寒邪如《素问·至真要大论》："太阳不退位，即春寒夏作，冷雹乃降，沉阴昏翳，二之气寒犹不去。民病痹厥，阴痿，失溺，腰膝皆痛，温疠晚发。"《灵枢·经筋》："足厥阴之经，伤于寒则阴缩入。"湿热邪气如"经筋之病，热则筋弛纵不收，阴痿不用"。《素问·至真要大论》："太阴司天，湿气下临，肾气上从，胸中不利，阴痿，气大衰，而不起不用……太阴在泉，客胜则足痿下重，便溲不时，湿客下焦，发而濡泻，及为肿、隐曲之疾。"四是外伤所致，《灵枢·五音五味》："士人有伤于阴，阴气绝而不起，阴不用，然其须不去。"

明代周之干《慎斋遗书》首次出现"阳痿"这一病名。清代《杂证治要秘录》明确指出："阴痿即阳痿。"叶天士《未刻本叶氏医案·方接·苓桂术姜汤》认为阳痿的病机为"心肾不交，心悸内怯，阳痿不举""情志怫郁，心阳与肾真不交，少寐阳痿"。《辨证录·卷之九·阴痿门》论述阳痿的治疗方法，"故治阴痿之病，必须上补心而下补肾，心肾两旺，后补命门之相火，始能起痿"。

《素女经》据阳痿发病程度分为不怒、不大、不坚、不热4种："玉茎不怒，和气不至；怒而不大，肌气不至；大而不坚，骨气不至；坚而不热，神气不至。"并给出治疗方法："欲知其道，在于定气、安心、和志，三气皆至，神明统归，不寒不热，不饥不饱，亭身定体，性必舒迟。"葛洪《肘后备急方·治卒患腰胁痛诸方》记载了"治诸腰痛，或肾虚冷，腰疼痛阴萎方"。唐代孙思邈《备急千金要方》："治阳气不足，阴囊湿痒，尿有余沥，漏泄虚损，云为不起，苁蓉补虚益阳方。"《景岳全书》较全面地归纳和总结了阳痿的病因病机及其辨证论治方法，"凡男子阳痿不起，多由命门火衰，精气虚冷；或以七情劳倦，损伤生阳之气""凡思虑、焦劳、忧郁太过者，多致阳痿。盖阴阳总宗筋之会，会于气街，而阳明为之长，此宗筋为精血之孔道，而精血实宗筋之化源""凡惊恐不释者，亦致阳痿……此恐惧内伤，少阳气索，而病及心肾，大亏证也"。

二、验案举例

沈某某，男，56岁，2019年1月28日初诊。主诉：阳痿5年。患者诉5年前出现阳痿，间断口服中药未见好转。现阳痿，不能勃起，腰酸乏力，健忘，手足心热，纳可，眠正常，大便溏，日3次，夜尿1次，平时急躁易怒，既往体健，舌苔淡黄厚，脉沉细。中医诊断：阳痿，辨证为肾气虚，宗筋失养，下焦湿热。治法：补益肝肾，荣养宗筋，清利下焦。方药：导赤散和五子衍宗丸加减。生地黄12g，熟地黄20g，淡竹叶10g，川木通10g，生甘草10g，沙苑子30g，菟丝子20g，覆盆子20g，北沙参15g，淫羊藿30g，当归尾15g，补骨脂30g，肉苁蓉12g，巴戟天30g，海风藤20g，五灵脂（包煎）15g，炙甘草10g。7剂，代煎。柴狗肾2具加入7剂药中同煎。

2019年2月11日复诊：服用上方后阴茎可以勃起，尚不能性生活，腰酸乏力，手足心热，纳眠正常，二便正常。舌苔淡黄中根厚，脉沉细。上方北沙参改为20g，淡竹叶改为15g。7剂，代煎，继服用。

按：阳痿是指青壮年男子，由于虚损、惊恐、湿热等原因，致使宗筋失养而弛纵，引起阴茎痿弱不起，临房举而不坚，或坚而不能持久的一种病证。《素问·阴阳应象大论》和《灵枢·邪气脏腑病形》称阳痿为"阴痿"，《灵枢·经筋》称为"阴器不用"，《素问·痿论》又称为"筋痿""思想无穷，所愿不得，意淫于外，入房太甚，宗筋弛纵，发为筋痿。"《黄帝内经》把阳痿的病因归之于"气大衰而不起不用""热则纵挺不收""思想无穷，所愿不得"和"入房太甚"，认识到气衰、邪热、情志和房劳可引起本病。《诸病源候论·虚劳阴痿候》说："劳伤于肾，肾虚不能荣于阴器，故痿弱也。"认为本病由劳伤及肾，导致肾虚而起。《济生方·虚损论治》提出真阳衰惫可致阳事不举。《明医杂著·男子阴痿》指出除命门火衰外，郁火甚也可致阴痿。明代《景岳全书》始以阳痿名本病。本案患者即为"劳伤于肾，肾虚不能荣于阴器，故痿弱也"，同时，兼有下焦湿热，耗伤宗筋，共同导致宗筋失养，而致阴茎痿弱不起。以清利湿热、补益肝肾为治法，服用7剂即可见效，可证辨证方药对症。张炳厚老师善于清利补肾法，同时善用动物药如海狗肾、柴狗肾，补益肾气，取得较好疗效。

第十七节　痤　疮

一、概述

痤疮，俗称青春痘，是皮肤科常见的慢性炎症性毛囊皮脂腺疾病，皮疹表现为粉刺、丘疹、脓疱等，好发于颜面部、前胸后背等皮脂溢出部位。《素问·生气通天论》有云："汗出见湿，乃生痤痱……劳汗当风，寒薄为皶，郁乃痤。"初步论述寒湿郁于肌表而生痤疮的病因病机。张景岳对此解释为："汗方出则玄府开，若见湿气，必留肤腠，甚者为痤，微者为痱。"东晋葛洪《肘后备急方》言："年少气充，面生皰疮。"指出气血旺盛的年轻人易发此病，并首次记载了去面上粉刺方、面生疱疮方等治疗方剂。隋代巢元方《诸病源候论》将痤疮病因病机概括为外感风热、内伤湿热、体虚感邪，"面疱者，谓面上有风热气生疱""饮酒热未解，以冷水洗面，令人面发疱，轻者皶皰""肤腠受于风邪，搏于津液，津液之气，因虚作之也。亦言因敷胡粉而皮肤虚者，粉气入腠理化生之也"。《万病回春》有云："肺风粉刺，上焦火热也。"《本草正义》记载："肺主皮毛，肺有积热，则皮肤蕴热而生痤痱。"均提出肺经风热可引发痤疮。《外科正宗》认为肺风、粉刺、酒齄鼻，三名同种，皆因血热郁滞不散所致。《医宗金鉴·外科心法要诀》提出内服枇杷清肺饮，外敷颠倒散的治疗方法，为后世沿用至今。

二、验案举例

吴某，女，44岁，2020年10月28日初诊。主诉：下巴长痘1个月。患者平素嗜食辛辣，咳嗽，有痰，痰白，咽痒，无咽痛，纳眠可，大便日1次，质黏，排便不费力，早晚怕冷，手足凉，口干不苦，喜热食，月经提前2～3天，经期前两天量多，颜色深，血块不多，无痛经，腰酸，白发多，舌红，苔薄白，脉沉细。中医诊断：痤疮，辨证为寒热错杂，痰热蕴毒。治法：化痰清热解毒。方药：柴胡桂枝汤加味。醋北柴胡15g，黄芩15g，法半夏10g，生姜10g，桂枝10g，酒白芍15g，升麻10g，白芷10g，连翘15g，败酱草30g，马齿苋30g，蜜桑白皮15g，荆芥10g，前胡15g，陈皮15g，麸炒薏苡仁30g，茯苓15g。颗粒剂，7剂，日一剂，每日2次冲服。

2020年11月4日二诊：服药后痤疮好转，平时着凉后容易咳嗽，大便仍发黏、成形，纳可，舌红，苔薄白，脉沉细。前方加赤芍15g，蒲公英30g。颗粒剂14剂，日一剂，每日2次冲服。

2020年11月17日三诊：痤疮较前好转，舌疼，口干，着凉后容易咳嗽，有白痰，大便不成形、发黏，纳可，舌红，苔薄白，脉沉细。前方桂枝、荆芥均改为6g，加黄连10g，牡丹皮15g，炒白术15g。颗粒剂，14剂，日一剂，每日2次冲服。

2020月12月2日四诊：服药后下巴痤疮明显好转，仍有舌疼，口干，大便日1次，发黏，排便不畅，怕冷，手足易凉，偶有口苦，舌淡红，苔薄白，脉沉弦细。前方去桑白皮、荆芥、前胡，加炒苍术15g，厚朴15g，瓜蒌30g，芦根30g。颗粒剂，14剂，日一剂，每日2次冲服。

按：痤疮中医称为肺风粉刺，临床可以分为肺胃积热证和痰湿血瘀证，主要由于肺胃积热，循经上熏于颜面，阻滞肌腠而发病，也可以由于肺胃积热日久，迁延不愈，湿积成痰，热壅血瘀，而出现痰湿血瘀证。治疗当根据辨证疏通气机、清解郁热、化湿解毒。本案患者嗜食辛辣之物，脾胃酿生湿热，母病及子，湿热上熏于肺，皮肤蕴热而发为痤疮，同时伴有手足凉、怕冷等寒热错杂之象。柴胡桂枝汤出自《伤寒论》，为双解之剂，由小柴胡汤及桂枝汤相合而成，亦暗含黄芩汤之义，有平调寒热、运转枢机、燮理阴阳之功，同时加连翘、败酱草、马齿苋清热解毒，荆芥、升麻、白芷透邪散毒，前胡、陈皮、炒薏苡仁、茯苓、桑白皮健脾理气化痰，药方对症，终得良效。

第十八节 虚 劳

一、概述

虚劳是由多种原因导致的以脏腑功能衰退、气血阴阳亏损，日久不复为主要病机，以五脏虚候为主要临床表现的多种慢性虚弱证候的总称。《黄帝内经》将虚劳病机概括为"精气夺则虚"，《素问·宣明五气》记载有五劳所伤之说："久视伤血……久行伤筋"，《灵枢·海论》曰："气海不足，则气少不足以言。"《黄帝内经》

还提出"虚则补之""劳则温之""损者益之""形不足者温之以气，精不足者补之以味"等治疗法则，为后世医家所宗。《难经·十四难》论述了皮毛、肉、血脉、筋、骨五体损伤后的症状，并进一步提出"损其肺者益其气；损其心者调其营卫；损其脾者调其饮食，适其寒温；损其肝者缓其中；损其肾者益其精"的治疗大法。《金匮要略·血痹虚劳脉证并治》首次提出虚劳病名，并将其病因概括为五劳、六极、七伤。张仲景重视温补脾肾，创制了小建中汤、酸枣仁汤、炙甘草汤、肾气丸等治疗虚劳的经典方剂。隋代巢元方《诸病源候论》补前人之不足，详述75种虚劳症候。金元时期李东垣注重从脾胃论治内伤杂病："真气又名元气，乃先身生之精气也，非胃气不能滋之""内伤脾胃，百病由生"，擅用补气升阳之法治疗虚劳。元代朱丹溪《格致余论》创立"相火论"，提出"阳常有余，阴常不足"，临床治疗中强调滋阴降火及泻火存阴之法，并重视对脾阴的养护，"脾土之阴受伤，转输之官失职，胃虽受谷，不能运化"。明代张景岳认为"劳伤虚损，五脏各有所主，而惟心脏最多""凡虚损之由，无非酒色、劳倦、七情、饮食所致。故或伤及于气，气伤必及于精……总由真阴之败耳""然真阴所居，惟肾为主"，重视心肾在虚劳治疗中的作用。明代绮石《理虚元鉴》有云："治虚有三本，肺脾肾是也。肺为五脏之天，脾为百骸之母，肾为性命之根。治肺治脾治肾，治虚之道毕矣。"

二、验案举例

验案一：

彭某，女，47岁，2020年12月18日初诊。主诉：气短2年。患者平时较劳累，劳累后气短明显，纳可，以前偶有胃痛，喜热食，偶有口苦，大便溏稀，不黏，日2～3次，怕冷，手脚凉，偶有耳鸣，睡眠可，多梦，月经不规律，两月未行，上次月经经期两周，颜色正常，血块不多，无痛经，腰酸，颈项发紧，舌黯红，苔薄白，脉沉弦细。中医诊断：虚劳，辨证为心脾两虚，气血不足。治法：

健脾益气。方药：参苓白术散合归脾汤加减。太子参25g，黄芪25g，茯苓15g，麸炒白术20g，炙甘草10g，陈皮10g，山药20g，炒白扁豆20g，莲子肉20g，砂仁5g，桂枝10g，白芍10g，黄连6g，制吴茱萸2g，黄芩10g，干姜9g，葛根20g，炒酸枣仁30g，茯神20g，制远志6g。颗粒剂，7剂，日一剂，早晚2次开水冲服。

2020年12月25日复诊：服药后气短、乏力明显好转，大便溏改善，舌淡黯，苔薄白，脉沉弦。

按： 脾胃为后天之本、气血生化之源，脾胃亏虚，则容易导致气血不足，从而出现气短、乏力、大便溏稀等症，心神失养，可致失眠，因此治疗当从本而治，健脾化湿止泻，恢复脾胃健运功能，脾胃得健，气血得生，则诸症得愈。本案患者脾胃亏虚，因此治病求本，治予参苓白术散健脾化湿，恢复脾胃功能。以归脾汤健脾养心安神，共达健脾益气养血，使该患者服药1周，气短、乏力、便溏、失眠等症明显改善。

验案二：

崔某某，女，72岁，2020年5月26日初诊。主诉：气短、腿软乏力1个月。患者1个月前无明显诱因出现气短、腿软乏力，下肢轻度水肿，活动后气短，快走后气喘明显，头晕，易饥，纳食可，睡眠可，大便正常，怕热，手足心热，舌淡红，苔薄白，脉沉细。中医诊断：虚劳，辨证为气血不足、肝肾亏虚。治法：健脾益气，养血补肾。方药：八珍汤合六味地黄丸加味。太子参20g，黄芪20g，炙甘草10g，当归15g，白芍15g，生地黄15g，茯苓20g，生白术15g，泽泻20g，牛膝15g，生杜仲15g，续断15g，熟地黄15g，麦冬20g，知母15g，盐车前子15g，酒山茱萸15g，山药20g，牡丹皮20g。颗粒剂，7剂，日一剂，早晚冲服。

2020年6月2日二诊：服药后气短、腿软乏力好转，仍有下肢轻度水肿，活动后气短，易饥，纳可，睡眠可，大便正常，怕热，偶心烦，舌淡红，苔薄白，中后部略厚，脉沉细。前方改太子参为30g，黄芪为30g，泽泻为30g，车前子为30g，加炒栀子10g清郁热。继服14剂。

2020年6月14日三诊：自述气短、乏力、腿软好转，腿肿明显减轻，血压波动在（120～135）/（50～60）mmHg，纳可，易饥，眠可，大便可，快走时仍有气喘，偶有头晕，舌黯红，苔薄白，脉沉细。改黄芪为45g，车前子为20g，熟地黄为20g，酒山茱萸为20g。14剂，继以益气养血补肾治疗。

2020年7月28日四诊：共服用上方1个月，自述气短、乏力明显好转，气喘减轻，纳可，易饥好转，眠可，大便正常，日1次，舌淡红，苔薄白，脉沉细。继以前方巩固善后。

按：脾胃为后天之本，肾为先天之本，年老肾衰，脾胃虚弱，运化失司，血化无源，则气血亏虚，故见气短、乏力、头晕，腿软、脉沉细等症。肾主水液，脾主运化水湿，脾肾亏虚，水液内停，则可见水肿。治以八珍汤健脾养血，六味地黄加味补益肝肾，脾运得健，气血得生，肾气充盈，水湿得化，则诸症得愈。八珍汤是治疗气血两虚的常用方，临床应用以气短乏力，心悸眩晕，舌淡，脉细无力为辨证要点。六味地黄丸始出于宋代医家钱乙的《小儿药证直诀》，由汉代张仲景《金匮要略》中的肾气丸减桂枝、附子，易干地黄为熟地黄而成。作为补肾阴的基础方，可用于治疗肾阴不足的多种病症。

验案三：

尹某，男，25岁，2018年6月29日初诊。主诉：神疲乏力1年，加重半年。患者1年前因工作压力大，工作劳累，出现乏力，腰酸，精神不振，注意力不集中，胃部不适，反酸、烧心，自汗，紧张时手抖，心慌，半年前上述症状加重，常于凌晨2点睡觉，早上6点起床，暴饮暴食，吸烟饮酒。2个月前咽痛，自服抗生素后咽痛减轻，但咳嗽至今，大便调，小便可。舌黯红，苔薄白，脉弦。辨证为三焦郁滞，肝胃不和。方药：柴胡15g，炒枳实15g，炒枳壳15g，赤芍15g，白芍15g，煅龙骨30g，煅牡蛎30g，生麦芽30g，紫河车15g，山药15g，五味子20g，黄连15g，吴茱萸6g，姜半夏9g，旋覆花10g，煅赭石30g，生白术15g，仙鹤草30g，功劳叶15g，紫苏梗15g剂。14剂，早晚分次冲服。

按：姜良铎老师善于从三焦辨证论治疑难杂症，认为恢复脾升胃降的正常气机运动是治疗脾胃病的关键，以通为补是脾胃病治疗的基本思路。姜良铎认为，三焦是六腑之一，是人身最大的腑，包容其他五脏和五腑，能通行气血和津液，而三焦的动力源自肾，脾胃病日久必影响到肾。因此他通过疏理三焦而达到治疗脾胃疑难病的目的。姜良铎经长期的临床工作总结出，三焦不畅是很多疑难病的基本病机，也是导致很多脾胃疑难病长期缠绵不愈的原因。本案患者由于长期压力过大，气机不畅，三焦郁滞，从而引起一系列脏腑症状，因此治疗从疏通三焦气机入手，从本而治。仙鹤草、功劳叶是姜良铎常用对药，既可补虚，又可清内热，使得补而不上火。

第十九节 腰 痛

一、概述

腰痛一词首见于《黄帝内经》。《素问·脉要精微论》曰："腰者·肾之府，转摇不能，肾将惫矣。"指出肾精亏虚可致腰痛。《素问·刺腰痛》详细论述了足三阴、足三阳及奇经八脉病变所致腰痛的特点及针刺治疗的方法："足太阳脉令人腰痛，引项脊尻背如重状，刺其郄中……衡络之脉令人腰痛……得之举重伤腰，衡络绝，恶血归之……腰痛，上寒不可顾，刺足阳明……如折不可以俯仰，不可举，刺足太阳……发针立已，左取右，右取左。"《黄帝内经》在其他篇章中提及腰痛数十处，指出瘀血留着、寒湿内侵、脏腑病变及情志内伤皆可致腰痛。《金匮要略·五脏风寒积聚病脉证并治》："肾着之病，其人身体重，腰中冷，如坐水中……久久得之，腰以下冷痛，腹重如带五千钱，甘姜苓术汤主之。"其对寒湿腰痛的认识及治法为后世所沿袭。《诸病源候论》更在《黄帝内经》基础上将本病详细分为腰痛候、腰痛不得俯仰候、风湿腰痛候、卒腰痛候、久腰痛候等。认为"肾主腰脚。肾经虚损，风冷乘之，故腰痛也"。按病因归于"少阴肾衰、风寒湿痹、劳役伤肾、坠堕损伤、寝卧湿地"5大类，介绍了相应的养生方及导引法，如"饮食了勿即卧""大便勿强努""笑过多，即肾转动，令人腰痛""人汗出次，勿企床悬脚"。明代张景岳认为"凡病腰痛者，多由真阴之不足，最宜以培补肾气为主。其有实邪而为腰痛者，亦不过十中之二三耳"。清代李用粹《证治汇补》亦提出："治惟补肾为先，而后随邪之所见者以施治，标急则治标，本急则治本，初痛宜疏邪滞，理经隧，久通宜补真元，养血气。"治疗上当分清虚实和标本缓急。

二、验案举例

验案一：

陈某某，女，47岁，2020年12月4日初诊。主诉：腰酸痛1年。患者1年前无明显诱因出现腰酸痛，偶有口干口苦，偶有烘热汗出，怕热，月经规律，量可，有血块，经前胸胀，纳眠可，大便稍不成形，舌红，苔薄白，脉沉弦滑。既往有乳腺结节病史。中医诊断：腰痛，辨证为肝肾阴虚。治法：滋补肝肾，滋阴清热。方药：六味地黄丸合二至丸加味。生地黄12g，酒山茱萸15g，山药20g，茯苓15g，牡丹皮20g，泽泻15g，酒女贞子15g，墨旱莲15g，当归15g，生杜仲15g，盐菟丝子15g，黄芩10g，麦冬20g，醋香附12g，麸炒白术15g，地骨皮20g，夏枯草20g，生牡蛎30g，浙贝母15g。颗粒剂，7剂，日一剂，每日2次冲服。

2020年12月15日复诊：服药后腰酸痛明显好转，烘热汗出消失，大便较前成形，纳眠可，舌淡红，苔薄白，脉沉细。前方加玄参25g，14剂，水冲服，日一剂，每日2次冲服。

按：《素问·脉要精微论》指出："腰者，肾之府，转摇不能，肾将惫矣。"说明了肾虚腰痛的特点，肾气亏虚多有腰酸腿软的症状。多由于先天禀赋不足，加之劳累太过，或久病体虚，或年老体衰，或房室不节，以致肾精亏损，无以濡养腰府筋脉而发生腰痛。历代医家都认为肾亏体虚是腰痛的重要病机。《景岳全书·腰痛》也认为："腰痛之虚证十居八九。"治疗偏阳虚者，宜温补肾阳；偏阴虚者，宜滋补肾阴。本患者肝肾亏虚，以肾阴虚明显，且有阴虚内热表现，故选方六味地黄丸合二至丸滋补肾阴，同时使用地骨皮清虚热，杜仲、菟丝子加强补益肝肾的作用，以夏枯草、生牡蛎、浙贝母、玄参软坚散结。

验案二：

贾某某，女，62岁，2020年11月10日初诊。主诉：腰痛半年。患者半年前无明显诱因出现腰痛，腰酸腿软，周身乏力，后背有压迫感，查血常规示：白细胞减少，血红蛋白101g/L。CT示：肝多发囊肿；左肾囊肿；盆腔少量积液，腹膜后多发淋巴结，部分增大。刻下症见：怕冷，手足易冷，纳可，不敢洗澡，洗澡后腰腿疼痛加重，久坐、久立、久卧后腰酸痛不敢翻身，大便日1次，质干燥，呈球状，舌黯红，苔淡黄，脉沉细。中医诊断：腰痛，辨证为肾阳亏虚。治法：温补肾阳，祛风通络止痛。方药：右归丸加味。熟地黄24g，酒山茱萸15g，山药15g，当归15g，枸杞子15g，生杜仲20g，续断20g，肉桂10g，黑顺片9g，太子参20g，黄芪20g，鹿角胶10g，桃仁10g，酒大黄10g，独活15g，桑寄生20g，秦艽15g，片姜黄15g，海风藤15g，青风藤15g，海桐皮15g，黄芩15g。7剂，日一剂，每日2次冲服。

2020年11月17日二诊：服药后腰痛好转，小腹发凉、疼痛，两侧腹股沟发凉疼痛，大便干好转，日1~2次，仍怕冷，无口苦，舌黯红，苔白中略厚，脉沉弦细。前方去秦艽，加吴茱萸6g，小茴香 15g，乌药 15g，延胡索 15g。14 剂，日一剂，每日 2 次冲服。

2020 年 12 月 1 日三诊：腹痛、腹股沟冷痛明显好转，腰痛好转，乏力好转，大便干好转，药后略有恶心，纳可，偶眠差，舌红，苔淡黄中部厚腻，脉沉弦滑。前方去延胡索。共 14 剂，日一剂，每日 2 次冲服。

2020 年 12 月 15 日四诊：腰痛明显好转，腹痛好转，怕冷好转，偶感小腹凉，洗澡后容易乏力，偶头昏，纳可，二便可，舌淡红，苔淡黄、中部厚腻，脉沉弦滑。前方加防风 15g，继续巩固治疗。

按：腰痛一般是由于腰部感受外邪，或因劳伤，或由肾虚而引起气血运行失调，脉络绌急，腰府失养所致。肾亏体虚是腰痛的重要病机。《景岳全书·腰痛》也认为："腰痛之虚证十居八九"。虚证多由于先天禀赋不足，加之劳累太过，或久病体虚，或年老体衰，或房室不节，以致肾精亏损，无以濡养腰府筋脉而发生腰痛。肾虚分阴阳，偏阳虚者，宜温补肾阳；偏阴虚者，宜滋补肾阴。本案患者以肾阳亏虚为主，同时合并肝经寒凝血瘀，因此治以温补肾阳，暖肝通经，通络祛风止痛，以右归丸为主方治疗，效果显著。

验案三：

蒲某某，男，56 岁，2020 年 9 月 23 日初诊。主诉：腰酸腿软 2 个月。患者 2 个月前无明显诱因出现腰腿酸软，乏力，易感疲劳，无明显怕冷怕热，纳可，眠可，大便黏，偶口干，舌黯红，苔白腻略厚，脉沉弦细。否认其他慢性病史。中医诊断：腰痛，辨证为肝肾亏虚。治法：补益肝肾，佐以补气。方药：六味地黄丸合五子衍宗丸加减。熟地黄 20g，酒山茱萸 15g，山药 20g，茯苓 15g，牡丹皮 15g，泽泻 15g，当归 15g，枸杞子 20g，生杜仲 15g，盐菟丝子 20g，盐沙苑子 20g，覆盆子 15g，炙淫羊藿 15g，酒女贞子 15g，太子参 20g，黄芪 20g，陈皮 15g，炙甘草 10g。7 剂，日一剂，每日 2 次冲服。

2020年10月21日二诊：上方连续服用3周，服药后腰酸好转，乏力减轻，纳眠可，大便正常，口干，喜凉饮，无口苦，舌黯红，苔白略厚，脉沉弦细滑。前方加炒白术15g。14剂，日一剂，每日2次冲服。

2020年12月2日三诊：腰酸、乏力明显好转，纳眠可，大便正常，舌淡红，苔白略厚，脉沉弦细。前方继续巩固治疗。

按：本案患者阴阳偏颇不明显，因此治疗以平补肾气、填补肾精为法，选用六味地黄丸合五子衍宗丸加减，同时合用太子参、黄芪以补气健脾，以后天补先天。

第二十节　自汗与盗汗

一、概述

自汗、盗汗都属于汗证，属气血津液病证，是由于阴阳失调、腠理不固，而致汗液外泄失常的病证。白昼时时汗出，动辄益甚者，称为自汗；寐中汗出，醒来自止者，称为盗汗，亦称为寝汗。

简单来说，有以下两方面的原因形成汗证：一是肺气不足或营卫不和，以致卫外失司而津液外泄；二是阴虚火旺或邪热郁蒸，迫津外泄。一般而言自汗多为阳虚，盗汗多为阴虚。《医学正传》云："若夫自汗与盗汗者，病似而实不同也。其自汗者，无时而濈濈然出，动则为甚，属阳虚，胃气之所司也；盗汗者，寝中而通身如浴，觉来发知，属阴虚，营血之所主也。"但张景岳提出"所以自汗盗汗亦各有阴阳之证，不得谓自汗必属阳虚，盗汗必属阴虚"的观点，说明自汗、盗汗病因病机的复杂性。《黄帝内经》用"阳加于阴谓之汗"说明汗出是由于人体阳气蒸发阴液所致，用"夺血者无汗，夺汗者无血"说明了汗血同源。《黄帝内经》认为"汗为心之液"，脏腑中与汗关系最为密切的是心。《伤寒论》中"汗"的出现次数非常多，且自汗、盗汗病名均来自《伤寒论》。其中第53条："病常自汗出者，此为荣气和。荣气和者外不谐，以卫气不共荣气谐和故尔。以荣行脉中，卫行脉外。复发其汗，荣卫和则愈，宜桂枝汤。"论述了自汗乃营卫不和所致，用桂枝汤调和营卫。《金匮要略·血痹虚劳病脉证并治》有记载："男子平人，脉虚弱细微者，善盗汗也。"说明虚劳内伤，易致盗汗。《诸病源候论》曰："夫诸阳在表，阳气虚则自汗。""盗汗者，因眠睡而身体流汗也。此由阳虚所致。"巢元方认为自汗、盗汗多属阳虚。《备急千金要方》中记载用牡蛎散（牡蛎、白术、防风），"一切泄汗服之，三日皆愈"。李东垣将脾胃虚弱视为汗出的基本病机，《脾胃论》中治疗自汗过多的代表方为黄芪人参汤，其在《兰室秘藏》中记载了名方当归六黄汤，并称此方为"治盗汗之圣药也"。朱丹溪认为"自汗属气虚、血虚、湿、阳虚、痰"，并多用黄芪类方疗自汗，"盗汗属血虚、阴虚"，并主张用当归六黄汤治疗盗汗。张景岳不拘泥于前人之见，固守"阳虚自汗，阴虚盗汗"的理论，其在《景岳全书》中写道："所以自汗、盗汗亦各有阴阳之证，不得谓自汗必属阳虚，盗汗必属阴虚也。"《医林改错》首次从"血瘀"论治自汗、盗汗，"竟有用补气、固表、滋阴、降火，服之不效而反加重者，不知血瘀亦令人自汗、盗汗，用血府逐瘀汤"。总之，汗证病因繁杂，不可简单认为自汗属阳虚，盗汗属阴虚，注意辨证论治，引用仲景的原话：在临床上，当"知犯何逆，随证治之。"

二、验案举例

验案一：

贾某，女，49岁，2019年5月29日初诊。主诉：自汗4～5年。患者5年前无明显诱因出现出汗增多，动则汗出，近3个月自汗明显，时烘热汗出，无盗汗，乏力，既怕凉又怕热，不敢吹空调，遇冷遇热均头痛，不经常感冒，纳可，喜凉食又不敢食，偶手脚心热，睡眠不好，无多梦，大便可，月经多提前1周，量偏多，痛经，行经时小腹凉，腰酸痛，近半年月经时间紊乱，舌黯红，苔薄白，脉沉弦细。中医诊断：自汗，辨证为营卫不和，阴虚内热，迫液妄行。治法：滋阴清热，和营敛汗。方药：桂枝汤合当归六黄汤加味。当归20g，生地黄20g，熟地黄15g，黄芩10g，黄连6g，黄柏15g，黄芪30g，桂枝6g，白芍15g，生姜6g，炙甘草10g，大枣10g，牡丹皮30g，地骨皮30g，煅龙骨（先煎）30g，煅牡蛎（先煎）30g，酒山茱萸30g，炒酸枣仁30g。7剂，日一剂，自煎。

2019年6月5日二诊：自述药后汗出减少，烘热汗出明显好转，乏力减轻。行经腹痛明显好转，偶腿软，怕凉明显好转，吃热食后易汗出，舌黯红，苔薄白，脉沉弦细。效不更方，继续以前方7剂口服。

2019年6月12日三诊：自述自汗较前明显好转，怕凉明显好转，乏力好转，以前想吃凉而不敢吃凉，现能吃少量凉食物，眼痒明显好转，纳可，睡眠好转，大便偏干，日1次，舌淡红，苔薄白，脉沉弦细。前方改生地黄为30g，加太子参20g，麦冬20g，五味子10g，7剂，自煎。

按： 本案患者为营卫不和，阴虚内热，治以滋阴清热，和营敛汗。患者烘热汗出，手足心热，热耗气阴，则出现乏力，虽有怕凉，不敢吹空调，但实为营卫不和之表虚。患者虽为自汗，既有营卫不和，又有阴虚内热之因，故针对病机选用桂枝汤调和营卫，当归六黄汤滋阴清热。服药后效果明显，说明辨证无误，治疗准确。

验案二：

杨某，男，72岁，2019年6月4日初诊。主诉：自汗2个月。2个月前无明显诱因出现左胸部疼痛，于当地医院就诊，诊断为带状疱疹，并服中药及针灸治疗，疼痛症状略减轻，但出现自汗，出汗前感觉燥热，手足心热，白天上半身汗出明显，晚上大腿部位出凉汗，怕冷怕风，汗后身凉。现左胸部仍有刺痛，偶有夜间睡眠时痛醒，纳食可，睡眠一般，大便不成形、发黏，尿黄，无尿热，舌黯红，苔薄白腻，脉沉弦细。中医诊断：自汗，辨证为阴虚内热，迫液于外，脉络瘀阻。治法：滋阴清热敛汗，活血止痛。方药：当归六黄汤、五皮五藤饮合活络效灵丹。全当归15g，生地黄15g，熟地黄12g，生黄芪20g，炒黄芩15g，川黄连10g，炒黄柏10g，粉丹皮20g，地骨皮20g，白鲜皮15g，海桐皮15g，海风藤15g，青风藤15g，双钩藤（后下）20g，首乌藤20g，丹参20g，制乳香9g，制没药9g。7剂，日一剂，水煎服。

2019年6月11日二诊：自汗及左胸疼痛均明显好转，燥热好转，睡眠改善，手足心热减轻，纳食一般，大便较前成形，但排便费力，后背左侧肩胛骨部位皮肤发痒，舌黯，苔薄白，脉沉弦细。上方加酒大黄3g，荆芥10g，净蝉蜕10g。7剂，日一剂，水煎服。

2019年6月18日三诊：诉汗出明显好转，大腿部凉汗明显好转，汗后身冷明显改善，手心热好转，前胸刺痛明显好转，足心凉，左半身怕凉，左腿怕凉明显，左下腹偶有隐痛，打嗝，大便不成形、黏腻不畅，舌黯红，苔薄白，脉沉弦细。前方去荆芥，蝉蜕，改酒大黄为6g，加桂枝10g，川厚朴15g，炒苍术12g，台乌药15g，小茴香15g。7剂，日一剂，水煎服。

2019年6月26日四诊：诉药后汗出明显好转，基本接近正常，左胸刺痛明显好转，但偶有刺痛发作，左半身畏寒好转，大便好转，舌黯红，苔白腻，脉沉弦细。继续以前方加乌梢蛇10g，7剂，水煎服。随诊1个月，诸症好转。

按：患者自汗与带状疱疹并见，辨为阴虚内热，脉络瘀阻证。治以滋阴清热敛汗，活血止痛。患者出汗伴有燥热，手足心热，为阴虚有热。气随汗脱，表虚不固，卫气受损，则怕冷怕风，汗后身凉。当归六黄汤具有清虚热、滋阴泻火、固表止汗之功效，主治阴虚火旺所致的盗汗。症见发热盗汗，面赤心烦，口干唇燥，大便干结，小便黄赤，舌红苔黄，脉数。《医宗金鉴》认为："用当归以养液，二地以滋阴，令阴液得其养也；用黄芩泻上焦火，黄连泻中焦火，黄柏泻下焦火，令三火得其平也。又于诸寒药中加黄芪，庸者不知，以为赘品，且谓阳盛者不宜，抑知其妙义正在于斯耶！盖阳争于阴，汗出营虚，则卫亦随之而虚。故倍加黄芪者，一以完已虚之表，一以固未定之阴。"五皮五藤饮有通经行络、祛风活血的作用，多用于皮肤部位的疾病。牡丹皮清热凉血，活血消肿；白鲜皮祛风燥湿，通络止痛；海桐皮祛风除湿，通络止痛；地骨皮凉血除蒸，清肺降火；清风藤祛风除湿，通经活络；海风藤祛风散寒，通络止痛；首乌藤养心安神，祛风通络；钩藤甘、凉，功能清热平肝，息风定惊。藤药善通经，行气活血，瘀痹得去。再辅以丹参、乳香、没药活血化瘀，药到病除。

验案三：

王某，女，52岁，2020年12月23日初诊。主诉：自汗盗汗3年余。3年前无明显诱因出现自汗盗汗，白天时有烘热汗出，夜间热醒，轻微怕冷，汗后身凉，喜热食，无口苦，容易疲劳，纳可，眠可，大便正常，舌黯红，苔薄白，脉沉弦细。既往史：2个月前因行走不稳诊断为脑梗死，现恢复正常。中医诊断：自汗盗汗，辨证为阴虚内热，营卫不和。治法：清热养阴，调和营卫。方药：当归六黄汤合桂枝加龙骨牡蛎汤加味。当归15g，生地黄20g，熟地黄15g，黄芪20g，黄芩15g，黄连10g，黄柏15g，知母15g，牡丹皮20g，地骨皮20g，桂枝10g，白芍20g，生姜10g，炙甘草10g，大枣10g，生龙骨30g，生牡蛎30g，炒酸枣仁30g，酒山茱萸20g。7剂，日一剂，每日2次冲服。

2020年12月30日复诊：自述服药后盗汗好转，晚上燥热减轻，汗后身凉好转，睡眠改善，仍容易疲劳，眼睛干涩不适，纳可，眠可，大便正常，舌淡红，苔薄白，脉沉弦细。上方加枸杞子15g，菊花10g，密蒙花10g以养肝清目，7剂巩固治疗。

按： 本案患者自汗盗汗并见，辨为阴虚内热、营卫不和证，治以清热养阴，调和营卫。患者烘热汗出，夜间热醒，可知有热内伏；而患者汗后身凉，知此热并非实热；热伤气阴，则出现疲劳、脉细等气阴两伤的表现。方选当归六黄汤合桂枝加龙骨牡蛎汤调和阴阳，阴阳和则汗自止。当归六黄汤具有清虚热、滋阴泻火、固表止汗之功，主治阴虚火旺所致的盗汗。方中当归养血，二地滋阴，三药合用，使阴血充则水能制火，共为君药。盗汗因于水不济火，火热熏蒸，故臣以黄连清泻心火，合以黄芩、黄柏泻火以除烦，清热以坚阴。君臣相合，热清则火不内扰，阴坚则汗不外泄。汗出过多，导致卫虚不固，故倍用黄芪为佐，一以益气实卫以固表，一以固未定之阴，且可合当归、熟地黄益气养血。诸药合用，共奏滋阴泻火、固表止汗之效。临床上该方不仅用于治疗盗汗有效，治疗自汗亦有功。桂枝加龙骨牡蛎汤出自《金匮要略》，具有调和阴阳、潜镇摄纳之功效，主治阴阳失调引起的虚劳，症见少腹弦急，阴部寒冷，男子失精，女子梦交，或心悸等，治宜调和阴阳，潜镇摄纳。方中桂枝汤调和营卫，加龙骨、牡蛎潜镇摄纳，使阳能固摄，阴能内守，而达阴平阳秘、精不外泄之功。临床上应用桂枝加龙骨牡蛎汤不仅可治疗营卫不和的自汗，亦可治疗阴阳失调的盗汗。再加入牡丹皮、地骨皮增强清热凉血之效，汗为心之液，过汗耗损心阴，故加酸枣仁宁心安神，补心阴，同时有敛汗之功，配合山茱萸酸敛固摄，行治标之效。

验案四：

徐某，女，91岁，2020年12月23日初诊。主诉：自汗盗汗半年余。半年前无明显诱因出现出汗增多并伴盗汗，白天活动后汗出较多，夜间1点左右醒，发现衣服湿，前胸、颈项、两腋下明显，盗汗较严重，怕冷，汗后身凉，脚凉、怕风，脚凉后容易抽筋，容易疲劳，纳食、睡眠可，大便以前溏稀，现偶不成形。既往史：高血压病史四十余年，心梗病史近30年，骨结核已治愈。舌黯红，薄白，脉沉弦细。中医诊断：自汗盗汗，辨证为阴阳两虚，阳虚不固，阴虚内热。治法：温阳固表，滋阴清热。方药：二加龙牡汤合当归六黄汤加味。黄芪20g，桂枝12g，白芍12g，生姜10g，炙甘草10g，大枣10g，黑顺片9g，煅龙骨30g，煅牡蛎30g，白薇15g，当归15g，生地黄15g，熟地黄15g，黄芩12g，黄连6g，黄柏10g，牡丹皮20g，地骨皮20g，酒山茱萸30g，炒酸枣仁30g。颗粒剂7剂，日一剂，每日2次冲服。

2020年12月30日复诊：服药后汗出减少，盗汗明显减少，晚上仅需起床换一次睡衣（之前夜间需要更换两次睡衣），腿抽筋未发，脚凉好转，大便较前成形，舌淡红，苔淡黄厚腻，脉沉弦滑。前方改黑顺片为6g，牡丹皮为30g，地骨皮为30g，7剂继续巩固治疗。

按： 本案患者自汗盗汗并见，辨为阴阳两虚证，治以温阳固表，滋阴清热。患者怕冷，乏力，大便偶不成形，为阳虚而失于温灼。盗汗乃阴虚有热，而迫液外出。本病案属于年老体虚，阴阳两虚，阳气不固则阴液容易漏出，阴虚内热，阴液被扰则不易内守。因此，予二加龙牡汤温阳固表，当归六黄汤滋阴清热，再加牡丹皮、地骨皮清热凉血，酸枣仁、山茱萸收敛汗液。两方相合滋补阴阳，阴阳得复，则自汗盗汗自止。二加龙牡汤见于《金匮要略·虚劳》桂枝加龙骨牡蛎汤后注文："《小品方》云：虚弱浮热汗者，除桂加白薇、附子各三分，故曰二加龙牡汤。"本方由白芍药、炙甘草、白薇、大枣、附子、龙骨、牡蛎、生姜组成，以酸甘苦寒、益阴泄热与甘温扶阳同用，敛降并存，刚柔相济，具有引阳入阴之效。此方乃清散上焦、温补下焦之药，方用甘、枣，从中宫以运上下，姜、薇清散，使上焦之火不郁，附、芍、龙、牡温敛，使下焦之火归根，合观其方，以温为正治，以清为反佐，收效甚佳。

验案五：

贾某，男，71岁，2020年9月11日初诊。主诉：自汗3个月。患者3个月前无明显诱因出汗增多，阵发身热、汗出，头晕，怕冷，手脚凉，手足心不热，气短乏力，容易心烦着急，多梦，纳可，大便日1～2次，不干，舌黯红，苔淡黄略厚，脉沉弦细滑。

中医诊断：自汗，辨证为阴阳失调，寒热错杂。治法：滋阴清热，温阳固表。方药：当归六黄汤合桂枝加龙骨牡蛎汤加味。当归15g，生地黄20g，熟地黄15g，黄芪45g，黄芩15g，黄连10g，黄柏12g，知母15g，牡丹皮30g，地骨皮30g，酒山茱萸30g，炒酸枣仁30g，煅龙骨（先煎）30g，煅牡蛎（先煎）30g，桂枝10g，白芍10g，生姜10g，炙甘草10g，大枣15g，麸炒枳壳15g，桔梗10g。7剂，日一剂，每日2次口服。

2020年9月18日复诊：自汗明显好转，仍乏力气短，晚上11点左右容易发生燥热，纳眠可，大便正常。舌黯红，苔淡黄厚腻，脉沉弦细滑。前方加泽泻20g，茯苓20g，改黄芪为30g，黄柏为15g，7剂继续口服。

按：本案患者自汗3个月，辨为阴阳失调，寒热错杂证。治以滋阴清热，温阳固表。患者畏寒，手脚凉，阵发身热，汗出，易心烦，多梦，苔淡黄，为寒热错杂，外寒内热、阴阳失调，因此选用当归六黄汤合桂枝加龙骨牡蛎汤调和阴阳，再辅以知母滋阴清热，牡丹皮、地骨皮清热凉血，山茱萸、酸枣仁敛汗，枳壳、桔梗升降并用，调畅气机。使阳气外固则阴液内守，自汗可止。

验案六：

高某，男，55岁，2020年12月22日初诊。主诉：盗汗4个月。患者4个月前无明显诱因出现盗汗，曾自服知柏地黄丸、六味地黄丸等药物无效。头发出油多，口发黏，口气重，感觉身体发沉，小便偶发热，纳可，容易饱，睡眠可，大便偶发干，排便费力，无明显怕冷怕热，手脚心热，口干，舌红，苔白略厚，脉沉弦滑。中医诊断：盗汗，辨证为湿热蕴蒸。治法：清热利湿。方药：导赤散合甘露消毒丹加味。生地黄20g，淡竹叶12g，通草10g，炙甘草10g，豆蔻8g，广藿香12g，茵陈15g，滑石20g，石菖蒲15g，黄芩15g，连翘15g，浙贝母15g，射干15g，薄荷（后下）15g，牡丹皮20g，地骨皮20g，茯苓20g，法半夏9g，麸炒枳实15g，竹茹15g，泽泻20g。7剂，日一剂，每日2次口服。

2020年12月29日二诊：服药后盗汗好转，但夜间仍有燥热、手脚热，盖不住被子，口气略改善，口发黏减轻，纳眠可，大便费力明显改善，舌红，苔白腻较前改善，脉沉弦细。前方加桑叶30g。14剂，日一剂，每日2次口服，继续巩固治疗。

2021年1月12日三诊：盗汗明显好转，感觉体力明显改善，头发出油减少，大便仍不太成形，欠通畅，纳眠可，苔薄淡黄，脉沉弦滑。

按：本案患者盗汗出，辨为湿热熏蒸证，治以清利湿热。盗汗多见于阴虚内热，但此患者体形较胖，头发出油多，身体沉重，口发黏，小便热，舌苔白腻，舌质红等均为湿热内蕴之象。夜间湿热熏蒸，阴津被扰不得内守，故出现盗汗。故选方导赤散合甘露消毒丹加减，服药7剂后盗汗症状即减轻。甘露消毒丹本用于治疗湿温、时疫，湿热并重之证。湿热交蒸，方中重用滑石、茵陈、黄芩，其中滑石利水渗湿，清热解暑；茵陈善清利湿热而退黄；黄芩清热燥湿，泻火解毒。三药相合，正合湿热并重之病机，共为君药。湿热留滞，易阻气机，故臣以石菖蒲、藿香、白豆蔻行气化湿，悦脾和中，令气畅湿行；木通清热利湿通淋，导湿热从小便而去，以益其清热利湿之力。本案患者属于湿热内蕴、湿热熏蒸而盗汗，故采用甘露消毒丹清利湿热。导赤散则针对心经热盛移于小肠所致，症见小便发热，治以清心养阴、利水通淋，将热从下引出，辅助甘露消毒丹清利湿热，佐以滋阴，使滋阴不恋邪，利水不伤阴。两方相合，使湿热去则盗汗止。

验案七：

宋某，女，94岁，2020年10月23日初诊。主诉：自汗、盗汗6～7年。7年前无明显诱因出现自汗盗汗，汗后身凉，时心烦起急，手脚易凉，眠差，头晕，后背痛，牙痛，大便干，日2次，小便黄，乏力，口唇瘀斑，胃脘隐痛，不敢吃凉，吃凉则胃脘痛，舌黯，苔白略厚，脉沉细。中医诊断：自汗盗汗，辨证为营卫不和，阴虚内热。治法：调和营卫，滋阴清热，益气敛汗。方药：当归六黄汤合二加龙牡汤加减。当归 15g，生地黄 30g，熟地黄 15g，黄芩 12g，黄连 6g，黄柏 10g，黄芪 20g，酒大黄 3g，桂枝 10g，白芍 15g，生姜 10g，炙甘草 10g，大枣 10g，黑顺片 6g，煅龙骨（先煎）20g，煅牡蛎（先煎）20g，牡丹皮 20g，地骨皮 20g，炒酸枣仁 30g。7 剂，日一剂，每日 2 次口服。

2020 年 10 月 30 日二诊：服药后盗汗好转，仍有自汗，汗后身凉，大便干好转，头晕，眠差、多梦，纳可，胃痛好转，舌黯红，苔薄白，脉沉细。前方改黄柏为 12g，黄芪为 30g，桂枝为 12g，黑顺片为 10g，牡丹皮为 30g，地骨皮为 30g，加麦冬 20g。14 剂，日一剂，每日 2 次口服。

2020 年 12 月 8 日三诊：服药后盗汗、自汗均明显好转。近 1 周头晕，伴视物旋转、恶心呕吐，治疗效果不明显，心烦起急，喜热食，口苦，不欲饮，舌黯，苔薄白，脉沉弦滑。予半夏白术天麻汤合天麻钩藤饮加减治疗。

按：本案患者既有自汗亦有盗汗，且汗后身凉，既有阳气不足、营卫不和，又有阴虚内热，属于阴阳两虚。《明医指掌·自汗盗汗心汗证》："夫自汗者，朝夕汗自出也。盗汗者，睡而出，觉而收，如寇盗然，故以名之。"《景岳全书·汗证》对汗证作了系统的整理，认为一般情况下自汗属阳虚，盗汗属阴虚。但"自汗盗汗亦各有阴阳之证，不得谓自汗必属阳虚，盗汗必属阴虚也"。故针对病机选用二加龙牡汤温阳清热，当归六黄汤滋阴清热，两方合用调理阴阳，使阴阳恢复平衡，则汗出自止。临床上一般盗汗相对自汗的治疗，显效更明显。自汗、盗汗当临证辨明病机施治，方可取得佳效。

验案八：

刘某，女，58 岁，2020 年 12 月 30 日初诊。主诉：自汗、盗汗10年。患者自汗、盗汗10年，身上怕冷，手脚不凉，汗后身凉，晚上腿怕热、盖不住被子，乏力，容易疲劳，白天活动、进热食等容易汗出，爱心烦起急，前胸憋闷、刺痛，头晕脑涨，纳差，眠差，常年服镇静药，大便干结如羊粪球，2～3天1次，口不苦，口干，喜温食，腰酸腿痛，周身痛，舌淡黯，苔薄白，脉沉弦细。既往史：糖尿病10年。体格检查：120/70mmHg。中医诊断：自汗盗汗，辨证为营卫不和，阴阳两虚，阴虚内热。治法：调和营卫，滋阴清热，温阳敛汗。方药：当归15g，生地黄30g，熟地黄15g，黄芪30g，黄芩15g，黄连10g，黄柏15g，知母15g，牡丹皮20g，地骨皮20g，桂枝10g，白芍15g，生姜10g，炙甘草10g，生龙骨（先煎）30g，生牡蛎（先煎）30g，炒酸枣仁30g，酒山茱萸30g，黑顺片6g，白薇15g，大枣10g，酒大黄15g。7剂，日一剂，每日2次口服。

按：本案患者自汗与盗汗并见，辨为营卫不和，阴阳两虚，阴虚内热证，治以调和营卫、滋阴清热、温阳敛汗。虞抟《医学正传》言："若夫自汗与盗汗者，病似而实不同也。其自汗者，无时而濈濈然出，动则为甚，属阳虚，胃气之所司也；盗汗者，寝中而通身如浴，觉来发知，属阴虚，营血之所主也。"本案患者阵发身热汗出，晚上腿热，汗出身凉，大便干，苔薄白，脉沉弦细，为阴阳失调、寒热错杂、营卫不和、阴虚内热、阳气不足，因此选用当归六黄汤合二加龙骨牡蛎汤调和阴阳，使阳气外固、内热得清、营卫调和、阴液内守，自汗盗汗可止。

验案九：

于某，男，68岁，2020年12月29日初诊。主诉：自汗3年。自汗3年，遇热、运动、吃饭等容易出汗，怕热，喜温饮，汗后身凉，偶有盗汗，无明显乏力，不爱感冒，无头晕、腰酸等不适，舌黯红，苔薄白，脉沉弦细。中医诊断：自汗，辨证为营卫不和，阴虚内热。治法：调和营卫，滋阴清热，益气敛汗。方药：当归六黄汤合桂枝加龙骨牡蛎汤加减。当归15g，生地黄15g，熟地黄15g，黄芪30g，黄芩15g，黄连10g，黄柏10g，知母15g，牡丹皮20g，白薇15g，桂枝10g，白芍15g，生姜9g，炙甘草10g，大枣10g，酒山茱萸30g，生龙骨（先煎）30g，生牡蛎（先煎）30g，炒酸枣仁30g。7剂，日一剂，每日2次口服。

按：白昼时时汗出，动辄益甚者，称为自汗；寐中汗出，醒来自止者，称为盗汗，亦称为寝汗。《明医指掌·自汗盗汗心汗证》："夫自汗者，朝夕汗自出也。盗汗者，睡而出，觉而收，如寇盗然，故以名之。"《景岳全书·汗证》对汗证作了系统的整理，认为一般情况下自汗属阳虚，盗汗属阴虚。但"自汗盗汗亦各有阴阳之证，不得谓自汗必属阳虚，盗汗必属阴虚也"。本案患者自汗3年，遇热、运动、吃饭等容易出汗，怕热，偶有盗汗，汗后身凉，属于营卫不和兼夹阴虚内热，辨为营卫不和、阴虚内热证，治以调和营卫、滋阴清热、益气敛汗。选方当归六黄汤滋阴清热，桂枝加龙骨牡蛎汤调和营卫，两方合用调理阴阳，再加知母、牡丹皮、白薇清热，山茱萸、酸枣仁敛汗，使阴阳恢复平衡，则汗出自止。

验案十：

王某，女，68岁，2021年1月15日初诊。主诉：自汗、盗汗7～8年。患者于8年前无明显诱因出现自汗盗汗，既怕冷又怕热，吃饭、活动后爱出汗，上半身热，下半身凉，偶手足心热，腿冰凉，纳可，眠差，大便容易稀，便热、味大，眼睛干涩，偶右腿抽筋，舌红，苔薄白，脉沉弦细。体格检查：血压120/70mmHg。中医诊断：自汗盗汗，辨证为阴阳两虚，阴虚火旺。治法：滋阴降火，调和阴阳。方药：当归六黄汤合二加龙骨牡蛎汤加减。具体用药：当归15g，生地黄15g，熟地黄15g，黄芪30g，黄芩15g，黄连6g，黄柏10g，知母15g，牡丹皮20g，地骨皮20g，桂枝15g，白芍15g，生姜10g，炙甘草10g，大枣10g，黑顺片6g，白薇15g，生龙骨（先煎）30g，生牡蛎（先煎）30g，酒山茱萸30g。7剂，日一剂，口服。

2021年1月22日复诊：服药后盗汗好转，下半身凉、腿冰凉好转，腰部感觉有风，口渴，两胁肋隐痛，双臂发热感，小便热、大便偏干，腿抽筋好转，胃中凉，气短，眼睛痒，有眼屎，舌红，苔薄白，脉沉细。前方加炒栀子10g、生石膏（先煎）20g。7剂，日一剂，口服。

按：虽然自汗多属阳虚，盗汗多属阴虚，但在临床上经常寒热错杂、虚实夹杂，常见阴阳两虚，寒热失调，治疗当调和阴阳，寒热兼顾，补虚祛实。本患者自汗盗汗，既怕冷又怕热，且上半身热、下半身凉，属于寒热错杂，上热下寒，阴阳两虚，因此治疗当阴阳兼顾，方选当归六黄汤合二加龙骨牡蛎汤加减滋阴降火，调和阴阳，再加牡丹皮、地骨皮、知母增强清热效果，山茱萸敛汗，使阴阳恢复平衡。

第二十一节　皮肤瘙痒

一、概述

皮肤瘙痒症是指无明显原发性皮肤损害，而以瘙痒为主要症状的皮肤病。常表现为阵发性皮肤瘙痒，痒无定处或局限于身体某些部位。反复搔抓后可见抓痕、血痂、色素沉着和苔藓样变等继发性损害，甚至继发感染引起毛囊炎、疖、淋巴结炎等。皮肤瘙痒症属于中医学"风痒""痒风""风瘙痒""血风疮"范畴。《素问·至真要大论》提出"诸痛痒疮，皆属于心"，《灵枢·刺节真邪》载"虚邪搏于皮肤之间，其气外发，腠理开，毫毛摇，气往来行，则为痒"，认为皮肤瘙痒的发病机制为卫气不固，腠理疏松。《诸病源候论》云："风瘙痒者，是体虚受风，风入腠理，与气血相搏，而俱往来于皮肤之间。邪气微，不能冲击为痛，故但瘙痒也。"明清时期，对于风瘙痒的认识与当今大致相同，认为本病与风、湿、热三者相关。明代《外科正宗》言："血风疮，乃风热、湿热、血热三者交感而生，发则瘙痒无度，破流脂水，日渐沿开……"《丹溪心法》云："诸痒为虚，血不荣于肌腠，所以痒也。当用滋补药以养阴血，血和肌泽，痒自不作。"指出本症因血虚不能濡养肌肤所致。总的来说，皮肤瘙痒症的病机可概括为虚实两个方面，或因风、湿、热郁于肌肤，热而微痒；或因血虚不能充养肌肤，生风生燥作痒。

皮肤瘙痒的主要分类如下。

（1）风邪致痒：风邪善行而数变，风邪致痒，症见皮肤作痒，发无定时，次数频繁。风邪可与寒邪、热邪、湿邪结合。①风热型：瘙痒处有灼热之感，同时伴有剧烈的痒感，若遇热则瘙痒有所加重，瘙痒致皮肤破损处呈鲜红色，瘙痒起时还伴发咽喉疼痛，舌苔薄，脉浮。②风寒型：主要表现为遇风或寒冷时，瘙痒症状加重，遇暖时症状有所减轻，舌色淡、苔白，脉浮紧。③风湿型：主要表现为阵发性瘙痒，发作时剧烈瘙痒，夜晚更甚，苔白或厚或腻，脉缓，常出现在慢性顽固瘙痒性皮肤病中。

（2）湿热致痒：湿邪和热邪可单独出现，但常常相互结合，为湿热瘙痒证。症见皮肤瘙痒明显，搔抓后皮肤色红或起丘疹及有抓痕痂皮，得凉痒感减轻。纳食不香、口苦渴不欲饮，溲色黄。舌质红，苔黄略腻，脉濡数。

（3）气血亏虚致痒：气血亏虚，肌肤失养，风邪侵袭而致。症见瘙痒剧烈，肌肤干燥，并现条状搔痕、血痂及细薄皮屑。形体瘦弱，面色少华，神疲肢倦乏力，夜不能寐。舌质淡，苔薄，脉细无力。

（4）蚊虫叮咬致痒：奇痒难忍，瘙痒部位为蚊虫叮咬后的部位，因叮咬蚊虫的不同，会出现不同颜色和形状的斑块丘疹，症状表现也不尽相同。

针对皮肤瘙痒的治疗，也就是针对风湿热的用药。针对风邪，用荆芥、防风、桂枝、牛蒡子、蝉蜕、刺蒺藜等；针对湿邪，用白鲜皮、黄芩、黄柏、苍术，脾虚湿邪内生者常加入炒白术、茯苓、厚朴、砂仁等健脾祛湿之品；针对热邪用金银花、野菊花、鱼腥草清热解毒，生地黄、赤芍、白芍、牡丹皮、川芎、紫草、丹参、玄参、当归等活血凉血。

总体来说，本病为本虚标实，本虚为表虚、血虚、脾虚，标实为风、火、湿、瘀。

二、验案举例

患者，女，30岁，2019年2月18日初诊。主诉：周身皮肤瘙痒半年余。半年前无明显诱因出现下肢及前胸皮肤瘙痒，夜间加重，偶搔抓后可出现突起划痕，无局部皮疹，无渗出物，无口干口苦，无腰酸、腰痛，无手足心热，纳可，眠差，入睡难，每夜睡眠时间7小时左右，二便调。既往史：左前胸部有两块鸡蛋大小的白斑，诊为白癜风病近20年。舌红，舌苔黄白厚满布，脉细弦数。中医诊断：皮肤瘙痒，辨证为血虚血热，夹风酿毒。治法：补血凉血，清热祛风解毒。方药：五皮五藤饮加减。具体用药：粉丹皮20g，白鲜皮15g，海桐皮15g，地骨皮20g，青风藤15g，海风藤15g，双钩藤（后下）20g，首乌藤20g，羌活12g，独活12g，防风15g，生地黄15g，杭白芍12g，生甘草15g，羚羊角粉（冲服）0.6g，大青山灵芝6g，土茯苓20g。7剂，水煎服。

按：本案患者皮肤瘙痒半年，辨为血虚血热证，治以补血凉血、清热祛风解毒。张炳厚老师运用皮肤科专家赵炳南老中医五皮五藤饮治疗各种皮肤病，每获奇效。方中牡丹皮性寒清热解毒，味辛散风止痒，活血消肿；青风藤、海风藤、天仙藤辛散、苦燥、温通，既可祛风止痒燥湿，又可温通经络气血；首乌藤养血安神，祛风通络，专治夜间皮肤瘙痒；钩藤清肝与心包之火，即清血分之热，解血分之毒，轻清透热，达邪外出。更妙的是，以皮达皮，皮属肺，能利水消肿，祛邪给以出路。以藤达络，络通风祛痒止，血行疹消。皮藤合用透风于热外，渗湿于热下，清中有行，行中有清，效能愈彰。全方共奏祛风胜湿、清热解毒、通络和血之功。

在该方基础上,加生地黄、白芍以养血,羌活、独活、防风以增加祛风作用,以生甘草、土茯苓解毒,羚羊角粉清肝热、平肝风,以大青山灵芝扶正固本。全方共达补血凉血,清热祛风解毒作用。

第二章

学术思想研究

第一节 "中国梦"与中医复兴

自近代以来,中国开始落后于世界,逐渐失去了昔日的辉煌。从1840年鸦片战争开始,中国受尽掠夺和压迫,人民受尽苦难和奴役,经历了洋务运动、戊戌变法、辛亥革命等多次探索,均未找到适合我们国家的道路。随着十月革命的一声炮响,在马克思主义理论的指引下,中国共产党带领全国人民在共产主义的旗帜下站了起来。从此,中国人昂首阔步、信心满怀,从抗美援朝、"两弹一星"到北京奥运、"嫦娥奔月",当代中国人秉承起祖先的梦想,肩负起民族振兴的使命,创造出一个又一个辉煌。

中医在近现代社会的命运同样坎坷,随着东学西渐,西方文化对中国的传统文化产生巨大冲击,中医首当其冲。北洋军阀和汪精卫政府曾经试图以"不科学"为名,取缔中医。但由于中医界团结一致,据理力争;广大人民群众信赖中医,中医治病疗效好,费用低廉;中医队伍人数多,担负着全国绝大部分地区的卫生保健任务,那时的西医,完全不可能也没有能力取代中医。几次"废止中医"的提案,最终都没有执行。

中华人民共和国成立后,中医的地位发生了翻天覆地的变化。1950年代,政府把"团结中西医"作为卫生工作三大方针之一,并出台了一系列具体措施和办法,以继承和发扬中医学遗产。1980年以后,原卫生部制定了中医、西医、中西医结合三支力量都要发展、长期并存的方针。1982年，全国人大通过的国家宪法总纲，规定了"发展现代医药和传统医药"的条款，将中医的发展纳入国家大法。2003年4月，国务院颁布了《中华人民共和国中医药条例》。2007年1月，国务院公布了《中医药创新发展规划纲要》，展现了未来15年中医药事业发展的宏伟蓝图。2017年7月1日起施行的《中医药法》为继承和弘扬中医药，促进中医药事业发展提供了法律保障。习近平总书记在党的十九大报告中提出要"坚持中西医并重，传承发展中医药事业"，为中医药事业的发展指明了方向。

从改革开放以来，我们总结历史经验，不断艰辛探索，终于找到了实现中华民族伟大复兴的正确道路，取得了举世瞩目的成果。人民生活水平不断提高，国家综合实力不断增强，民族灿烂文化不断丰富。

但是，中医的发展却不尽如人意。半个世纪以来，尽管我国政府为保护、保存、发掘、发展中医不遗余力，中医的学校、医院、研究机构、人员队伍以及整个中医事业的发展规模和速度有目共睹，但是中医存在的问题也不容忽视。时至今日，许多著名中医专家表示出对中医事业的极度忧虑。尤其让中国老百姓不满意和不理解的是，现在中医事业发展了，能看病的好中医大夫却越来越少；到中医院看病住院，大部分中医大夫用的是西药，开的是西医检查化验单，中医药反而退居其次。这是不可否认的中医现状。

继承好、发展好中医是每个中医人应尽的责任。但面临的重大难题是如何继承、如何发展？

笔者个人认为，中医复兴和实现伟大中国梦需要同样的理论和道路。习近平总书记在党的十九大报告中提出：要高举中国特色社会主义伟大旗帜，决胜全面建成小康社会，夺取新时代中国特色社会主义伟大胜利，为实现中华民族伟大复兴的中国梦不懈奋斗。牢固树立中国特色社会主义道路自信、理论自信、制度自信、文化自信。"四个自信"为实现中国梦指明了方向，更是激励全党全国各族人民奋勇前进的强大精神力量。中医药发展同样也离不开自信，离开了中医文化自信，就谈不上中医药发展。

中医人首先要树立对中医的强烈自信心，这种自信源于对传统文化的高度感悟，对中医理论的深刻理解，以及中医疗效的深刻体会。

中医自信，第一要文化自信，即树立中国传统文化自信心。俗话说："人无本不固，树无根不立。"中国传统文化具有人文性，它一出现就达到了相当的高度，比如《周易》《诗经》《礼记》《黄帝内经》等。古贤认为，"人生于地，悬命于天，天地合气，命之曰人"，所以，"人法地，地法天，天法道，道法自然"。传统文化基于天地之道，注重世界万物的和谐性与整体性，强调天人合一，道本人心，不须外求。中医源于中国传统文化，学习中医，必需熟读经史子集，以国学滋养中医，以中医发扬国学，既要学习临床医术，又要掌握人文思想，如仁爱、中庸、以人为本、以和为贵等，二者缺一不可。笔者通过近期的强素养学习，更加深刻认识到了这一点。中医不仅是医学，也是人文之学。因此，要学好中医，需要通过挖掘中国传统文化底蕴，从根本上不断吸取营养，以不断发现中医发展的潜力和发展空间。

中医自信，第二要理论自信，即树立对中医经典理论的自信心。古贤观天察地，并应之于人，以阴阳五行、天干地支、五运六气、藏象经络、气血津液、性味归经等概念构建起一套完整的中医理论体系。它的理论核心就是"天人合一"，其思维方式即是"取类比象"。只有把人放在天地之间去思考，才能产生中医的阴阳五行、脏腑经络理论。

因此，学习中医先需具备"天人合一"及"取类比象"思维，否则，不但不能深入理解中医理论，甚至无法用纯粹的中医思维去临床辨证。《周易》有言："形而上为道，形而下为器，以道御器。"就中医而论，道是理，是阴阳五行、脏腑经络、气血津液，是辨证思维；器是处方、中药、穴位等治疗手段。形可谓之法。以道御器，即是理与法相结合以指导临床。中医之所以高明，就在于其理论是形而上的道，与自然天地相通。道与理相通相贯，就是道理。若舍弃了形而上的理论，张仲景的方证、针灸经络等将成为无源之水、无本之木。

现在许多人不理解中医抽象的阴阳五行、脏腑经络、天人合一，不明白中医理论的精髓所在，因此来否定中医，认为中医不科学，这是完全错误的。2000多年来，中医一直用阴阳五行、五脏六腑、气血津液、经络穴位等名词来解释生理、病理以及临床理法方药（穴），自成体系，博大精深。

作为中医人，要有理论上的自信。中医人在传承发展的基础上必须坚持自身的理论，要相信中医理论，坚持中医思维，只有这样，才能继承好、发展好中医，才能提高中医临床疗效，才能在继承的基础上进行创新。

中医自信，第三要疗效自信，即要树立中医药疗效的自信心。中医能够持续数千年顽强生命力的根源就在于其疗效。历史上出现大量中医临床大家以及数不清的中医临床医案，这些都足以证实中医药的疗效，完全没有必要去怀疑中医的临床疗效。拜名师、跟师学习是提高中医疗效自信的最好方法，因为可以亲眼目睹中医药在名老中医手中具有的神奇疗效。因此拜名师、跟师是中医传承、培养中医人才的捷径，也是树立中医自信心的实证途径。中医理论的确玄奥难懂，现代科学对许多中医理论和实践难以解释清楚，但这并不妨碍中医所具有的疗效。因此，树立中医疗效自信心，是中医赖以生存并发展的基石。

具有了中医自信，想要发展中医，必须清醒地认识到当前中医衰落的症结究竟在哪里。

中医是一门有着3000年历史、以人文科学为主要方法论的人体生命科学，与以自然科学为主要方法论的近代科学有着完全不同的规律。几十年来，我们在继承发展中医事业的大局上陷于盲目，沿用自然科学的方法——即西医的方法进行中医的科研、教学、临床、管理，完全漠视和忽略了中医自身的规律，中医人才的匮乏与此不无关系。

近半个世纪以来，一直把西医的科学方法作为衡量中医的"金标准"，导致中医临床疗效、中医的科学性被否定。"要以西方的近代科学来研究中国的传统医学的规律，发展中国的新医学。"这一观点被过度延伸，不仅指导中医的科研方向，而且辐射到整个中医事业，几乎成为继承、研究、发展中医的唯一指导方针，无形中大大限制了中医的继承和发展。

西方近代科学方法，即自然科学的研究方法，主要运用实验的、数学的、分析的方法，把客观事物进行相对孤立的、静止的研究；主张实证，强调直观。近现代西医，主要采用这种研究方法。

中医则主要运用人文科学的方法，即通过动态的、联系的、整体的方法考察人体和疾病。这种方法论的运用，就是辨证论治的临床思维。辨证论治不是以静态的、形态学所见到的病为考察目标，而是以动态的、患者所表现出来的证为考察目标，通过望闻问切等，收集体内发出的信息，通过汤药、针灸等治疗疾病。辨证论治还要求医生能够因人、因地、因时制宜，即使是同样的病症，也要根据不同的人，不同的地理环境，不同的时令季节和气候变化，灵活地遣方用药。

中医研究生命和疾病规律所采取的这种独特的认识与方法论，以及中医建立在对人体信息进行动态考察基础之上的有效治疗经验，与西医迥然不同。既不需要以西医的解剖、生理、病理学为基础，在动物实验中又往往得不到阳性结果，更经不起以病而不是以证为研究目标的统计学处理。辨证论治是以个体化治疗为优势，但在大规模的以病为研究对象的实践中很难得到重复验证。因此，大量在临床真正有效的中医方药和名老中医的治疗经验，甚至像《伤寒论》中经历了1800余年考验、仍然疗效卓著的经方，一旦运用西医的标准来验证，无一不被"科学"地否定，无法得到继承、发扬和推广。

毋庸讳言，中医在运用自然科学方法和利用当代科技成果方面，应当向西医学习，以弥补中医由于历史原因造成的先天不足。然而，运用近代科学的方法来研究中医的结果是：至今仍然看不到几项在国际上有重大影响的科研成果。这中间出现的反差与困惑，值得中医科研工作者深刻反省。

因此，发展中医，一定要找到适合中医发展、符合中医发展规律的道路，绝对不能完全照搬现代西医学方法进行死板地套用。

实现伟大中国梦，建设美丽繁荣和谐社会，是每一个中国人共同的梦想。实现中医复兴，建设健康中国，是每一个中医人的梦想。

第二节　儒家思想与中医

儒家产生于先秦，为孔子所创，是诸子百家中最具影响力的一家。《汉书·艺文志》曰："儒家者流，盖出于司徒之官，助人君顺阴阳明教化者也。游文于六经之中，留意于仁义之际，祖述尧、舜，宪章文、武，宗师仲尼，以重其言，于道为最高。"儒家思想自从产生后，一直影响着中国社会的方方面面，对中医产生了巨大的影响。儒家具有代表性的思想为中和和仁。

一、中和

中和二字的论述最早见于《礼记·中庸》。《中庸》里说："喜怒哀乐之未发，谓之中；发而皆中节，谓之和。中也者，天下之大本也；和也者，天下之达道也。"即是说，喜怒哀乐各种感情还没有向外表露时（即不偏不倚，保持固有的本性时）叫作中，向外表露时（没有太过和不及）合乎于自然的"理"叫作和。中，是天下万物的根本；和，是天下万物运行的规律。中和，即中正和谐之意，中是不偏不倚，无太过和不及的平衡状态；和是中和，是事物存在和发展的最好方式和最高境界，人的修养能达到中和的境界("致中和")就会产生"天地位焉,万物育焉"的理想效果。

中和乃中正和合之义。其实质是无太过、无不及,乃是世界万事万物得以形成和存在的最佳状态。由于华夏大地独特的地理环境和多民族的特点,诸如中华先民居住的地理环境的高低、旱、湿不同,气候的寒热有异,再加之民族众多等客观要求,就产生了综合这些因素的调和、平衡愿望,为中和思想的产生奠定了基础。中和思想贯穿《周易》的始终,中和为贵、为吉是《周易》倡导的主题思想。对事物采取中和的态度,不偏不倚,是中华传统文化的智慧。笔者对中和的理解是:中乃不偏不倚,无太过或不及的状态,而和则是使万事万物达到中状态的过程。概括来说,中和就是使宇宙万事万物达到平衡、和谐的一切规律和方法。

中医学基础理论形成于先秦两汉时期,正是儒家思想逐步成为中国文化的主流、奠定其正统地位的时期,中医学的形成和发展必然受到儒家思想的影响和渗透,中和思想成为中医学认识论和方法论的基石和重要组成部分也就不难理解。

中医学研究的对象是人体,人体要保持其内外环境的平衡与和谐,人的生命活动才能正常进行下去。中和这种哲学思想正好反映了中医学这种本质的内在要求,因而中和思想成为中医学的重要思维方式。

中和思想对中医学的影响极为深远,中医的理、法、方、药等都体现了中和思想。

(1)中和思想对中医学理论体系的影响:中和思想的核心是平衡与和谐。这种平衡与和谐的思想贯穿在中医学理论体系的各个方面。如中医学的阴阳学说认为,世间万物都是阴阳对立统一的结果,有普遍的联系,处在无休止的运动中,而一切事物的发展变化都是在阴阳的相互作用下发生的,这种作用维持在一定的动态平衡中,也就是中和的范围内,是万物存在和发展的基础。在正常情况下,人体的阴阳相对平衡协调意味着健康,所谓"阴阳匀平，以充其形，九候若一，命曰平人"（《素问·调经论》），"阴平阳秘，精神乃治"（《素问·生气通天论》）。若体内阴阳的相对平衡被打破，出现阴阳的平衡失调，则人体由生理状态转为病理状态。如《素问·阴阳应象大论》说的"阴胜则阳病，阳胜则阴病""阳胜则身热""阴胜则身寒汗出"等。针对疾病发展过程中出现的阴阳平衡失调，治疗的原则是"损其有余，补其不足"，即所谓"谨察阴阳所在而调之，以平为期"（《素问·至真要大论》）。

中医学理论中的整体观、阴阳五行学说、辨证论治思想、生命观、发病观、对病和证的治疗等，无不是围绕着不偏不倚的中和思想来展开的。中和思想虽源于哲学，但它已深深地植根于中医学之中，并与之融为一体，密不可分，成为中医学的核心和灵魂。这种思想之所以能始终贯穿于中医学，主要的不是外在的影响，而是中医学内在本质的必然选择。

（2）中和思想对中医诊疗用药的影响：中医学诊断的主要目的是找出机体不和谐的原因，以便进行调理。"以我知彼，以表知里，以观过与不及之理，见微得过，用之不殆。"（《素问·阴阳应象大论》）《灵枢·终始》曰："平人者不病。"平人就是健康人。诊病时按阴阳平衡理论，"偏阴偏阳谓之疾"着眼于偏离功能平衡态的失调表现，故《素问·阴阳应象大论》曰："善诊者，察色按脉，先别阴阳；审清浊，而知部分；视喘息，听声音，而知所苦；观权衡规矩，而知病之所主。按尺寸，观浮沉滑涩，而知病所生；以治无过，以诊则不失亦。"

疾病的发生，从根本上说是阴阳的相对平衡遭到破坏，即阴阳的偏盛（过）偏衰（不及）代替了正常的阴阳消长。因此，调和阴阳，补偏救弊，促使阴平阳秘，恢复阴阳的相对平衡，就是中医治疗的基本原则。中医的治疗观，一言以蔽之，就是"谨察阴阳所在而调之，以平为期"（《素问·至真要大论》）。而如何调理？主要是"阳病治阴，阴病治阳""损其有余而补其不足""盛则泻之，虚则补之，不盛不虚，以经取之"。

临证处方用药上要求进止有度而适中。如《素问·五常政大论》："病有久新，方有大小，有毒无毒，固宜常制矣。大毒治病，十去其六；常毒治病，十去其七；小毒治病，十去其八；无毒治病，十去其九。谷肉果菜，食养尽之，无使过之。伤其正也。"中医药治病的关键是调整机体的生命机能，调动机体主动的驱邪、抗病、康复能力，使机体阴阳恢复平衡而病愈。

（3）中和思想对中医养生防病的影响：阴阳和合的中和之气是万物消长存亡的根本，是生命的源泉。中医学认为人只要能够顺应天地中和之气就可以达到保养生命的目的，所谓"处天地之和，从八风之理……形体不敝，精神不散，亦可以百数"（《素问·上古天真论》）意即如此。具体来说，《灵枢·本神》："智者之养生也，必顺四时而适寒暑，和喜怒而安居处，节阴阳而调刚柔。如是则辟邪不至，长生久视。"《素问·上古天真论》："上古之人，其知道者，法于阴阳，和于术数，食饮有节，起居有常，不妄作劳。""恬惔虚无，真气从之，精神内守。""外不劳形于事，内无思想之患，以恬愉为务，以自得为功，形体不敝，精神不散。"即中医养生学认为人不但要使自身与外界环境相调和，还必须保持内环境的协调，保持五脏系统间的相互协调、相互制约以及形神统一，才能"形与神俱，而尽终其天年，度百岁乃去"。

二、仁

仁是古代中国人的一种伦理观念,因为儒家的发展而成为中国古代重要的道德标准。孔子首先把仁作为儒家最高道德规范,提出以仁为核心的一套学说。仁的内容包涵甚广,核心是爱人,也就是人们互存、互助、互爱的意思,故其基本涵义是指对他人的尊重和友爱。儒家把仁的学说施之于政治,形成仁政说,这在中国政治思想发展史上产生了重要影响。

孟子说："仁者人也，合而言之道也。"仁为人的本性，是一切道德的纲领或最高的道德原则。"仁者，爱人。"仁的涵义，就是"己欲立而立人，己欲达而达人""己所不欲，勿施于人"，此乃立身之本。以爱人作为仁的基本规定主要有两方面的内涵：一是从人和物的关系而言，前者比后者更为重要；二是从人与人的关系而言，应当互相尊重。这两方面的内涵凝结成普遍的人道原则：肯定人的价值和尊严。

中医学是一种仁术，只有有德之人，才能尊重生命的价值和患者的尊严。林逋《省心录·论医》说："无恒德者不可以作医，人命死生之系。"医学是治病、救人、济世三位一体的仁术。

正如唐代孙思邈所说："凡大医治病，必当安神定志，无欲无求，先发大慈恻隐之心，誓愿普救含灵之苦。若有疾厄来求救者，不得问其贵贱贫富，长幼妍蚩，怨亲善友，华夷愚智，普同一等，皆如至亲之想。亦不得瞻前顾后，自虑吉凶，护惜身命。见彼苦恼，若己有之，深心凄怆。勿避险巇、昼夜、寒暑、饥渴、疲劳，一心赴救，无作功夫形迹之心。如此可为苍生大医。"充分体现了儒家仁的思想。

综上所述，儒家思想对中医学理论的形成和发展奠定了理论基础，渗透在中医学的方方面面。同时中医学又很好地发展了中和与仁的思想，成为儒家思想的载体。

第三节　阴阳学说在中医药理论中的地位与价值

中医理论中最重要的是什么？中医理论中最核心的是什么？

《素问·阴阳应象大论》认为："阴阳者，天地之道也，万物之纲纪，变化之父母，生杀之本始，神明之府也，治病必求于本。"《素问》的这段话对阴阳作了高度的浓缩和概括。《易传·系辞》中说："一阴一阳之谓道。"

研究中医药理论，离不开天地，而阴阳是天地之道；阴阳是万物的纲纪，万物均逃不过阴阳；阴阳是变化的父母，我们探讨事物，无非是探讨它的变化，时间的变化，空间的变化，而是什么导致这个变化呢？是阴阳。我们接触社会，接触自然，不论是动物还是植物，有机物还是无机物，它们的共同特征是生杀消长的过程，那么，这个过程是怎么产生的呢？它的本始是阴阳。另外，神明之府，神明是指精神、思维，神明也与阴阳有关。最后，提出治病求本的问题，中医怎么治本？这个本是阴阳，还是要在阴阳里面寻求。因此《景岳全书·传忠录·阴阳篇》说"设能明彻阴阳，则医理虽玄，思过半矣"。中医理论中最重要的就是阴阳，中医理论最核心的还是阴阳。

一、阴阳的来源

阴阳的概念源于周易。《周易》一书经过千百年的演变流传至今，成为中国哲学思想的代表，渗透到各行各业中，产生很大的影响。

阴阳是一体两面，一分为二。孔子在《易·系辞》里说"易有太极，是生两仪，两仪生四象，四象生八卦，八卦定吉凶，吉凶生大业"。两仪是什么？两仪就是阴阳，因此，阴阳是来自易中太极。

二、阴阳的关系

阴阳关系是阴阳学说中最重要的一个问题。《素问·阴阳应象大论》里有很精辟的论述，就是"阳生阴长，阳杀阴藏"。这句话基本包含了阴阳的主要方面。

"阳生阴长，阳杀阴藏"主要讲的是一年里的阴阳变化以及万物的生长情况。阳生阴长主要讲上半年，也就是春夏的变化。在这个过程中，阳渐渐生，阴渐渐长。冬至以后，白日渐长，气温渐高，可以随处感受到阳气的不断增长。那么阴呢？阳化气，阴成形，这些成形的、属阴的万物也随着这个阳的增长而不断地繁茂，真正的一派欣欣向荣。这是阳生阴长。

阳杀阴藏是指秋冬的变化。万物生发、释放到一定程度后，就逐渐地转入收藏，这个阳气的收藏相对于释放而言，就是"阳杀"。阳杀了，能量收藏起来了，天地万物得不到这个能量的供给，万物的生长就趋于停止，而且渐渐地凋零、枯萎，就出现秋冬景象。这是阳杀阴藏。

《素问》认为"重阳必阴，重阴必阳"。夏至为阳气最旺盛的节气。夏为阳，到夏至，阳的增长已经到了极限，而物极必反，所以"夏至一阴生"的变化，即阳极生阴，重阳必阴的变化。重阴必阳，一阳生的变化并不发生于立春，而是发生在隆冬。同样，重阳必阴的变化，也并非发生在立秋，而是在盛夏。这又反映了阴阳的另一个显著特征，那就是阳生于阴，阴生于阳；阴中有阳，阳中有阴。

《周髀算经》记述了最原始的测量太阳运行轨迹，一年二十四节气的方法。即在日中正午的时候，在太阳下立一八尺的圭表，测量暑影的长度，就能够知道太阳运行到了什么地方，从而确定二十四节气。

暑影最长一丈三尺五寸，最短一尺六寸。最长暑影即冬至，最短暑影即夏至。冬至一过，暑影就日渐缩短，反映阳的收藏在减弱，随着收藏的减弱，阳气自然日益显露、日益生发、释放。所以，冬至以后，白天日益增长，黑夜日益缩短，也反映了阳消阴长、阴消阳长的变换。

三、阴阳的应用

（一）用于四时养生

《素问·四气调神大论》曰："夫四时阴阳者，万物之根本也，所以圣人春夏养阳，秋冬养阴，以从其根，故与万物沉浮于生长之门。""冬三月，此谓闭藏，水冰地坼，无扰乎阳，早卧晚起，必待日光，使志若伏若匿，若有私意，若已有得，去寒就温，无泄皮肤，使气亟夺，此冬气之应，养藏之道也。逆之则伤肾，春为痿厥，奉生者少。"这是《黄帝内经》中关于冬三月养生的描述，其核心如下。

其一，慎起居。冬三月的起居应该是"早卧晚起，必待日光"。冬天为什么要早卧晚起呢？目的是适应养藏。睡觉本身是一种很好的藏的状态，冬三月强调养藏，睡眠时间即应适当延长。冬三月白天的时间短，夜晚的时间长，晷影在冬天长到一丈多。晷影也好，晚上也好，都反映一个藏的状态，人要跟这个藏相应，就必须早卧晚起。

其二，调情志。冬三月的情志应该是"使志若伏若匿，若有私意，若已有得"，这里的志有两层意思：一是心志，就是心的志向，二是平常说的情绪，《左传》里面将喜怒哀乐好恶称作六志。这个时候的情志应该"若伏若匿"，指的是藏。所以，冬三月的情志应该收藏一些，应该趋于内向。"若有私意"意思是有什么话，有什么打算不要告诉别人，藏在心里就是了。"若已有得"，这个东西好像已经得到了，不用再到外面去寻求，密藏起来即可。总之，冬三月心志、情绪应该伏匿，不应该张扬，这样才有利于养藏。

其三，适寒温。冬三月要"去寒就温"。为什么要去寒就温呢？寒为冬气，寒为藏气，养藏不是应该更寒一些吗？这里为什么要去寒就温？其实并不矛盾。夏天我们穿着凉爽，是为了与炎热的气候相适应。可是冬天不同，特别是在北方，人们都身着棉服，戴手套帽子围巾，封闭得严严实实，就是"藏"，就是"去寒就温"。将整个身体封藏起来，这也是相应，与冬藏相应，这就是养藏。现在很多人违背规律，冬天穿裙子，伤及阳气，容易发生疾病，即是不符合"去寒就温"的规律。

其四，节动静。冬三月应该"无泄皮肤，使气亟夺"，泄皮肤也就是皮肤的开泄。大家知道，什么时候皮肤会开泄呢？当然是激烈活动的时候。皮肤开泄了，自然汗出，汗出多了，就会耗气伤阳使气亟夺。冬三月是阳气闭藏的时候，这个时候皮肤也应该相应地闭藏，不要做过多地开泄。这就提示冬天的运动，应该有它的特殊性。是不是运动都有益于健康？特别是喜欢运动锻炼的人应该注意这个问题，冬天的锻炼应该避免过多地开泄皮肤，这样才能与冬相应，这样才有利于养藏。

（二）用于对人体的认识

人体的脏腑组织，就部位来说，上部为阳、下部为阴，体表属阳，体内属阴，就其背腹四肢内外侧来说，则背属阳，腹属阴，四肢外侧为阳，四肢内侧为阴。以脏腑来分，五脏属里，藏精气而不泻，故为阴；六腑属表，传化物而不藏，故为阳。五脏之中又各有阴阳所病，即心肺居于上部（胸腔）属阳，肝脾肾位于下部（腹腔）属阴。若具体到每一脏腑则又有阴阳之分，即心有心阴心阳，肾有肾阴肾阳等。

人体正常的生命活动，同样是阴阳两个方面保持对立统一协调关系的结果。如以功能物质而言，功能属阳、物质属阴，人体的生理功能是以物质为基础的，没有物质运动就无以产生生理功能。人体功能与物质的关系，也就是阴阳相互依存、相互消长的关系。如果阴阳不能相互为用而分离，人的生命也就终止了。

（三）用于对疾病的认识

疾病发生是因阴阳失调。如"阴胜则寒""阳胜则热""阴虚则寒""阴虚则热""阳损及阴""阴损及阳""阴阳两虚"等，并且病证在一定条件下可以相互转化的。

（四）用于疾病的诊断

《黄帝内经》讲："善诊者，察色按脉，先别阴阳。"中医诊断疾病的根本就是辨别阴阳。

阴阳为医道之纲领，故凡诊病施治，必须先审明阴阳。而辨别阴阳的方法，无外乎根据阴阳的属性，分析临床表现的症状、体征各自的阴阳归属，然后四诊合参，综合判断出病证的阴阳盛衰变化及其相互影响。此乃辨证论治的前提和依据，是后世八纲辨证的总纲。

总之，疾病的诊断要以分辨阴阳为首务，只有掌握阴阳的属性，才能在临床正确运用。

（五）用于疾病的治疗

中医治病的基本原则是调整阴阳，补其不足，泻其有余，恢复阴阳的相对平衡。①对于阴阳偏胜的邪气有余之实证，采用"损其有余"的方法。阳胜则热，宜用寒药制其阳，即"热者寒之"；阴胜则寒属寒实证，宜用温热药以制其阴，即"寒者热之"。因二者均为实证，所以称这种治疗原则为"损其有余"，即"实则泻之"。②阴阳偏衰的治疗原则为：泻其有余，补其不足，阳盛则泻热，阴盛者祛寒，阳虚者扶阳，阴虚者补阴，使阴阳偏胜偏衰的异常现象回归于平衡的正常状态。

第三章

学术论文汇编

基于"心风内动"假说探讨阵发性心房颤动的辨治

摘要： 阵发性心房颤动突发突止，急骤多变，以心中悸动不安、脉结代为主症。取象比类思维是中医学理论的重要思想，据中医学取象比类思维方式，阵发性心房颤动发作的特征与风邪善动、风胜则摇的致病特点类似。笔者团队认为心风是阵发性心房颤动的重要因素，倡导从"心风内动"论治阵发性心房颤动。心风包括实风与虚风，以虚风为主。心主神明，主血脉。心之阴阳亏虚，导致心之气血逆乱，心脏主神明、主血脉的生理功能异常，则虚风内动，发为心悸。此外尚有肝阳上亢化风；脾虚生痰，痰郁日久化热，热极生风；湿属土，风属木，肺脾肾气化失常，水湿痰饮泛滥，而致湿极，则土反侮木，出现震颤等"风"之状；肝郁气滞出现血瘀，气血相搏，形成类似"风"的征象。心体阴阳失衡，兼夹肝风、痰浊、水饮、瘀血、热邪等实邪，激发心风，可诱发心悸。从心风论治阵发性心房颤动，宜重视阴阳平和，强调滋心肾之阴，以平虚风，同时重镇安神，以灭心风。对于夹杂实邪者，在调和阴阳的基础上兼顾实邪，以达临床疗效。

关键词： 阵发性心房颤动；心风内动；虚风致悸；实风致悸；燮理阴阳；重在滋阴；重镇安神

目前，在世界范围内，心房颤动是成人常见的心律失常类型之一。阵发性心房颤动轻者可无明显症状，重者可出现心悸、头晕、胸闷、汗出等，并且可进展为永久性心房颤动，甚至会形成心房内附壁血栓，血栓脱落可危及患者生命，与心血管不良事件的发生率、患者的住院率、死亡率密切相关。心房颤动的治疗以药物和手术治疗为主，但具有费用高昂、不良反应大、复发率高等局限性。根据阵发性心房颤动的临床表现，中医学将其归为"心悸""惊悸""怔忡"等范畴。中医药治疗该病可显著改善患者的生活质量，减少心悸发生的频率。笔者团队通过长期的临床总结以及试验发现，从"心风内动"立论治疗阵发性心房颤动获效甚捷，重视心风在阵发性心房颤动的作用，为中医临床诊治阵发性心房颤动提供参考。

1 "心风内动"假说的立论依据

1.1 阵发性心房颤动与风象的类比。古人认识事物源于取象比类与天人合一的思维，中医学认为取象比类是认识世界的核心方法论。因风具有善行数变、风盛则摇等特点，阵发性心房颤动发作具有风的特征，故将阵发性心房颤动类比为风象，主要体现在以下3个方面。①发作特点：阵发性心房颤动主要以突发突止，变幻无常，急骤多变为发作特征。这一特点与中医理论中具有善行数变特征的风有相似之处。②影像学表现：心房颤动发生时，心脏在超声以及放射动态影像下可表现为类似于震颤抖动的表象，这与《素问·阴阳应象大论》提到的"风胜则摇"极其相似。③发病机制：心房颤动是持续的快速而不规则的电活动，这种电生理活动也属于风的现象。

1.2 "心风内动"假说的提出。《素问·风论》首次提出心风："心风之状，多汗恶风，焦绝，善惊吓，赤色，病甚则言不可快，诊在口，其色赤。"近现代有学者认为心房颤动属风象，提出心房颤动的基本病机为虚风内动、肝风内动、阳虚动风等。

亦有学者提出从心风治疗心房颤动，其心风包括内风与外风。阵发性心心房颤动动的发作特点、影像学表现以及电生理活动与风的特征极其类似，故将其归为风，由于该风发生于心体，称为心风。心风包括实风与虚风，以虚风为主。心房颤动的电生理机制认为心房颤动的发生需要触发和维持机制，心房颤动反复触发及刺激，导致心房电重构。笔者团队认为心房颤动以心体亏虚为主，虚风内动，复有实邪触发心体，虚风、实风反复扰动心神，耗伤血脉，出现心悸之状，据此病因病机，提出"心风内动"假说。

2 阵发性心房颤动的病因病机

笔者团队认为该病在发病之初，以气血阴阳亏虚为主，阴血亏虚尤甚，虚风内动，复又夹杂肝风、痰浊、水饮、瘀血、热邪等实邪扰动心体，心风尤甚，发为心悸。

2.1 阴阳失调，虚风内动，诱发心悸。《古今医统》言："心风初作，多属虚候。"有学者通过对古文献研究发现心房颤动出现频次较高的是气阴两虚。刘中勇教授认为心悸的病因当责其本源为气、血、阴、阳、精的不足。张琪认为心悸的病因病机为气血阴阳不足，心失所养，与劳心劳神、睡眠不足有关。冼绍祥教授总结心悸的病因病机为心的气血阴阳亏虚，心神失养，痰饮、瘀血、毒邪阻脉，心动而悸，治疗以炙甘草汤加减调和阴阳。笔者团队认为心悸发病之初期是由于心之气血阴阳亏虚，心体亏虚，虚风内动，所谓"正气存内，邪不可干"。《备急千金要方》："心气不足，虚悸恐畏，悲思恍惚，心神不定，惕惕然惊。"心气是维持心主神明、心主血脉功能正常发挥的动力，心气充足，神明、脏腑、血脉充盈得养，才能维持正常的生理功能。若心气不足，心之脏失去鼓动之力，无法推动心脉血液的运行，气血逆乱，形成涡流，出现心中空虚惕惕而动，为风之表象。心气虚进一步发展必会损及心阳。《证治汇补》云："有阳气内虚，心下空豁，状若惊悸，右脉大而无力是也。"心阳不足，导致心脉得不到温煦，无法温阳心神，心鼓动之力尤差则心悸、怔忡之症状尤为明显，出现类似"风"的表现，为阳虚生风。无阴则阳无以生，无阳则阴无以化。若阳气亏虚，则津液、阴血会相应亏虚。李平教授曾提出了血虚生风可导致心悸。《丹溪心法》云："人之所主者心，心之所养者血，心血一虚，神气不守，此惊悸之所肇端也。"

2.2 实邪生风，虚实之风混杂，心风尤甚。肝体阴而用阳，肝主疏泄，调畅气机。长期情志不畅，肝失条达，肝郁日久易化火，灼伤阴血，则阳亢化风。亦或肝气升发太过，亢逆无制，风阳上扰，肝火引动心风发生心悸。《证治汇补》言："痰迷于心，为心痛惊悸怔忡恍惚。"痰浊耗伤心气，亦可阻滞血液运行，导致心体气血阴阳失衡，心体亏虚，虚风内动。痰浊郁久可化热，痰热相合易化风，同时痰浊阻络，血行失畅，血不行则风生。《血证论》："血虚则神不安而怔忡，有瘀亦怔忡。"若血瘀脉中或溢出脉外，成为瘀血，血液运行不畅，则气也不可畅行，气血逆乱形成涡旋乱窜，则形成风，或瘀血日久可化火生热，耗伤阴液、阴虚风动。人体痰饮的产生与肺、脾、肾三脏的气化功能密切相关。肺、脾、肾三脏气化功能失司，水湿泛滥，湿属土，木属风，木克土，湿盛过极则现胜己之风木动摇之化，出现心悸不安，突发突止之症状。《活幼心书》："心藏神，因热则神魂易动，故发惊也。"火热之邪煎灼阴液，阴血亏虚，心脉失养，阴虚风动。火热炽盛，亢盛化风，扰动心神，炼液成痰，风火痰热蒙蔽心神，出现心悸。

2.3 虚风致悸，以阴虚为主。笔者团队认为虚风多以阴虚为主，主要因为以下4个原因。①起居失常，耗伤肾阴。②过食酒肉辛热伤阴。③压力过大，思虑劳心过度，心血耗伤。④年老体衰，精血消耗、阴液不足。《临证指南医案·肝风》谓："倘津液有亏，肝阴不足，血燥生热，热则风阳上升……风阳内扰，则营热心悸。"肝主藏血，肝血亏虚，阴失阳亢，风阳上扰心体，出现心悸。肝亦可生血，肝体亏虚，无法化生血液，累及至心，心血亦亏虚，心阴不足，无法充养血脉，心神失养，阴虚风动，出现心悸；或老年人肝阴不足，母病及子，则心阴亦亏虚，心风内动。加之心与肾关系密切，若肾水亏虚，不可制约心阳，心阳灼伤心阴，心阴不足，阴虚风动，心神失养，出现心悸。

3 从"心风内动"假说治疗阵发性心房颤动的临床应用

3.1 燮理阴阳，重在滋阴，以息虚风。虚风内动是引起阵发性心房颤动的根本原因。唐容川言："无阳以宣其气，更无阴以养其心，此脉结代，心动悸所由来也。"治疗首先应当补气养血，燮理阴阳，安心体，方能平息心风。临床常用太子参、黄芪、桂枝、白芍、甘草、柏子仁、酸枣仁、五味子、麦冬、生地黄等。桂枝可温补心阳，温经通脉，助阳化气，甘草可协助桂枝振奋心阳，桂枝、甘草辛甘化阳，二药合用，共奏补益心阳之效。心阳得复则津液可以化生，阴阳平和，虚风自息。芍药养血敛阴，甘草合芍药酸甘化阴，二药合用共滋养心肾之阴，则心之阴阳调和，心风自灭。太子参可补心气、心阴，黄芪可补脾肺之气，同时可生阳，太子参、黄芪，一者补阴，一者生阳，共调阴阳。柏子仁、酸枣仁、五味子合用，酸甘化阴而生津，既可以补肾水，使津液上乘，养心阴、补心体，平息心风，又可以补心阴、敛心阳而安神定悸。麦冬、生地黄可共同滋养心阴，心阴既复，心神自安，心风则自灭。

3.2 重镇安神，以灭心风。心悸虽然为胸中血府病变，但其根本在心神。阵发性心房颤动发作时患者常有心跳剧烈、不能自主，伴有头晕、汗出等症状。此为气血逆乱于上，重镇潜坠之品方可使之归于本位，心神躁动不安，需安神定悸。临床常用生龙骨、生牡蛎、珍珠母。

3.3 重滋心肾，以息心风。《景岳全书》曰："凡治怔忡惊悸恐者……心本乎肾,所以上不安者,未有不由乎下,心气虚者,需实肾,使肾得升;欲补肾者,须宁心,使心得降。"肾阴不足,不能上济于心,心火亢盛,内扰心神,心阴阳失调,心风内动。心火亢盛,下吸肾水,则肾阴暗耗,日久肾阴亏虚不可上滋心体,心体阴津亏虚,心阴阳失调,虚风内动。故治疗当滋养心肾,临床常用生地黄、茯神、远志。

3.4 补虚逐实,以消心风。因虚致实,因实致虚,虚虚实实,病情缠绵难愈。心悸的病机多为心之气血阴阳亏虚,同时夹杂实邪,实邪扰动心体,激发心风,故治疗应补虚为主,兼顾实邪,同时重镇息风,平调阴阳,方可奏效。对于老年患者肝阴不足,风阳上扰于心,导致心神失养,出现心悸,可加天麻、钩藤、石决明等祛风药;血行风自灭,血液运行不畅,则引起心风内动,对于血瘀的患者常加丹参、赤芍、川芎等。脾虚生痰,同时痰郁日久化热,热极生风,则心悸,可加入黄连温胆汤。情志内伤,肝气郁滞常加入百合、郁金、香附疏肝理气,气顺则心神安定,心风自息。

4 验案举隅

患者,男,69岁。2020年8月27日初诊。主诉:间断心慌半年。患者半年前由于劳累后心慌、乏力,口干不苦,耳鸣,心烦,怕冷,心率缓慢,纳眠可,大便2日1次。舌黯红,苔薄白,脉沉弦。2020年8月22日查24小时动态心电图:阵发性房性二联律1730次,阵发性房性三联律1640次。西医诊断:阵发性心房颤动。中医诊断:心悸,辨证为阴阳两虚(气血两虚、气滞血瘀)。治法:调和阴阳,疏肝解郁。处方:太子参20g,生黄芪20g,桂枝10g,炙甘草15g,生龙骨30g,生牡蛎30g,生地黄20g,麦冬20g,柏子仁15g,醋五味子10g,炒酸枣仁30g,茯神30g,远志6g,珍珠母30g,丹参20g,郁金30g。14剂,颗粒剂,日一剂,早晚温水冲服。

2020年9月3日二诊：患者诉心慌较前明显好转，耳鸣、心烦、乏力好转。胃胀，打嗝，无反酸烧心。纳眠可，大便日一行，不成形，小便调。舌黯红，苔薄白，脉沉。前方基础上加炒白术15g，焦神曲15g。14剂，颗粒剂，日一剂，早晚温水冲服。

2020年9月14日三诊：患者诉心慌较前好转，咽干、耳鸣均较前减轻，二便调。舌黯红，苔薄白，脉沉弦。续服前方，14剂，颗粒剂，日一剂，早晚温水冲服。

2020年10月11日四诊：患者诉基本无不适。2020年10月9日查24小时动态心电图：阵发性房性二联律4次，阵发性房性三联律10次。嘱患者多休息，节饮食，畅情志。

按：本案患者为老年男性，舌脉诊提示气血亏虚，复又与血瘀这一病理因素相合发为心悸。患者生活压力较大，长期熬夜，肾水不足，不能上行制约心火，水火失济，导致心风内动，心阳偏亢，扰乱心神，发为心悸。同时患者年过半百，精血消耗，阴液不足，故以阴血亏虚为主，虚风内动。阴损及阳，患者畏寒怕冷，阴阳俱虚。故重用滋养心肾之阴的药物，佐加温养心阳之品。久病多瘀，患者舌黯，考虑为血瘀阻滞气血运行，在调和阴阳基础上加用活血化瘀药。患者自觉心跳剧烈，不能自主，同时伴头晕头痛，此为气血逆乱于上，非重镇之品不能使之归于本位。全方共奏调和阴阳、疏肝解郁、养心重镇安神之效。

5 结语

虚风、实风均可导致阵发性心房颤动的发生，笔者团队认为阴阳失调，虚风内动，导致心悸，多以阴血亏虚为主。在心体阴阳亏虚的基础上，兼夹肝风、痰浊、水饮、瘀血、火热之邪上扰心体，扰乱心主血脉、心主神明的功能，出现心悸。治疗上，首先调补阴阳，重在补阴血，阴阳平和，心风自灭。其次需养心重镇安神，重镇息风。对于肝阳上亢引动心风者予镇肝息风，痰浊阻滞气血运行激发心风者予清热化痰息风，水饮逆犯心体者予温阳化饮祛风，瘀血扰乱心体者予活血化风。

（王　洁　李玉峰　肖　珉　姜　旭
贾君迪　修晟尧　蔡　轶）

从气不摄血辨治华法林致皮下血肿一例

摘要：本文报道1例明确诊断为华法林使用过量引起皮下血肿的病例，经治疗后凝血酶原国际标准化比值恢复正常，基于中医辨证论治，予补中益气汤加减治疗，患者躯体症状明显改善，皮下血肿吸收时间明显缩短，期间未发生任何不良反应，为临床使用补中益气汤治疗血证提供临床依据。以期提示临床工作者加强中医临床思维，注重中医辨证，发挥中医在急危重症治疗中的优势。

关键词：血证；紫斑；华法林过量；皮下血肿；气不摄血；补中益气汤

1　病例摘要

患者，男，58岁，2020年9月14日初诊。主诉：因发现皮下血肿3天就诊于北京市东直门医院通州区急诊科。患者3天前发现左手至肘关节及右前臂尺侧皮下血肿不能握拳，活动受限。血肿处皮下色紫黯，局部胀痛明显，伴头晕、乏力、汗出及一过性黑矇。凝血功能检验结果显示：凝血酶原时间239.2秒、凝血酶原百分活动度（PT%）3%、国际标准化比值（INR）21.09、凝血活酶时间141.4秒、纤维蛋白原定量6.72g/L、血红蛋白67g/L。追问患者既往病史，2020年1月患者因"下肢深静脉血栓"服用华法林5mg，每日1次，期间未规律监测凝血功能，考虑诊断为华法林服用过量导致的药物性凝血功能异常，予维生素K 110mg，每

8小时1次静脉注射拮抗出血；注射用矛头蝮蛇血凝酶1IU止血，奥美拉唑保护胃黏膜及营养支持等对症治疗。查体：患者神清，全身皮肤黧黑，眼睑苍白，患者左手至肘关节及右前臂尺侧皮下血肿，肿胀处皮肤色紫黯，局部胀痛、皮温升高，双下肢皮肤散在出血点，右侧大腿疼痛明显，皮肤可见散在斑片状出血斑，四肢轻度水肿，双手握拳困难，头晕、乏力气短，活动后明显，心慌、汗出及一过性黑朦，食欲不振，睡眠欠佳，小便色黄，大便色黑质干，日1次。头颅CT与胸腹CT结果显示无头颅及内脏出血表现。9月15日起间断发热，最高体温38.2℃，舌淡黯，苔薄白，脉沉弱。嘱患者严格卧床，避免磕碰划伤。

中医诊断为血证、紫癜。辨证为气不摄血证。方用补中益气汤加减治疗。具体方药如下：太子参20g，黄芪20g，当归5g，甘草10g，陈皮10g，三七6g，侧柏炭10g，仙鹤草30g，升麻6g，生地黄10g，生白术30g，藕节炭12g，熟大黄5g，3剂，水冲服，日一剂，早晚分服。

规律监测凝血功能，9月17日查INR比值：1.02，凝血酶原明显恢复，结合相关检查，判断无活动性出血，停用维生素K拮抗出血。下肢血管超声提示：下肢深静脉血栓形成，右侧腘静脉附壁血栓。患者乏力减轻，无明显头晕，四肢胀痛缓解，无头晕及一过性黑朦，无发热恶寒，体温36.5℃。舌黯，苔白，脉沉弱。辨证为气不摄血，瘀血阻络证，方用补中益气汤配合活血止血药物治疗，在前方基础加用川芎15g，赤芍15g，枳实15g，茯苓30g，地龙10g，5剂，水冲服，日一剂，早晚分服。

2020年9月22日，患者皮下血肿明显减轻，手部活动自如，皮肤颜色接近正常，无疼痛、乏力及头晕等不适症状后出院，嘱患者待瘀斑完全消退后，在专科医师指导下重启抗凝药物治疗。

2 分析与讨论

2.1 本病的现代医学治疗难点。患者因服用华法林后未监测凝血功能，以皮下血肿为主要症状，测得INR 21.09、凝血活酶时间141.4秒、血红蛋白67g/L，现代医学诊断为药物性凝血功能障碍，华法林过量。华法林是目前临床应用最为广泛的口服抗凝药物，用于预防和治疗深静脉血栓、肺栓塞、心脏瓣膜置换术及心房颤动导致的血栓形成，虽然先后出现其他口服抗凝药物，但对于心脏瓣膜置换术后的患者，华法林仍然作为首选抗凝药被广泛使用。然而华法林治疗窗窄，个体间剂量变异性大，容易受其他药物及食物影响，需要定期监测凝血酶原时间INR以维持适宜的剂量，临床常可见到药物因素导致的维生素K依赖性凝血因子缺乏引起继发性凝血功能障碍。华法林服用过量严重者可出现颅内出血及内脏出血，危及生命，属于急危重症。治疗一般采取停用华法林，给予维生素K或直接输注新鲜血浆和浓缩的凝血酶原制剂治疗，在止血治疗后常处于临床观察期，以皮下血肿完全吸收后再考虑重启抗凝治疗。一般皮下血肿完全吸收需要14～26天，期间无特效西药治疗方案，且停用华法林以及大剂量注射维生素K会出现华法林抵抗现象，增加体内新发血栓风险。本例患者INR 21.09，出血风险极高，在积极治疗过程中未出现新发内脏及颅内出血，特此报道。

2.2 针对本病的中医临床思辨。皮下血肿属于中医血证中的"紫斑"范畴。本例患者服用华法林过量后出现血肿，中医分析其病因为不内外因，药毒致病一类。药毒从口而入，经脾胃运化腐熟，首先伤及脾胃，中焦脾胃气虚不能摄血，血溢脉外是本例患者发病的主要机制。补气以摄血，气充则血固于脉内，气行则血行，气机充足调畅，则紫斑得以消退。因此，治疗时优先补益脾气，在疾病的不同时期，分别加以止血、活血、宁血药物。早期有活动性出血，皮下血肿明显，以益气摄血为原则，补中益气汤配合止血药物加强止血效果，避免因血肿过大压迫周围组织导致局部缺血坏死。在疾病后期，体内无活动性出血，皮下血肿未再增大，予补中益气汤配合活血止血药物，摄血同时促进皮下血肿的吸收，缩短病程，减少因止血药物导致机体产生血栓的风险。其中地龙，走筋入络，还具有清脾胃之热的功效，"凡血热血瘀，遇之皆化"。川芎，味辛温，能散能通，既能活血化瘀，又散血中之气滞，常称为血中气药；赤芍苦寒，具有清热凉血、散瘀止痛的功效，二药相伍，行血破滞之功倍，配以枳壳，增强血中气滞的疏通作用。津液同源，故配伍茯苓，淡渗利湿，促进血肿的吸收。诸药合用，止血不留瘀，活血不伤正。另外，补中益气汤根据"损者益之""劳者温之"的理论组方用药，是补气升阳、甘温除热的代表方。本例患者在留观过程中间断低热，考虑出血后引起的吸收热，从中医辨证角度，辨证为气虚发热，因出血后血虚不能养气、精气无所依附，故而耗散，导致出现脾胃气虚的症状，中焦脾胃功能降低，水谷精微不能化生，阳气下陷阴中，而出现发热。治疗时以辛甘之剂，补其中而升其阳，使阴火潜藏而达到除热效果。患者服用补中益气汤后2天体温恢复正常，留观期间未再发热，再次验证了甘温除热的治疗效果。

2.3 补中益气汤补气摄血有良效。血证，指血不循经，妄行脉外的一类疾病。紫斑属于血证的一种，表现为肌肤可见的青紫色斑点，大小不一，触之无碍手，压之无退色。血证的病因可概括为热、毒、虚，《血证论》提出治血四法，包括止血、消瘀、宁血、补虚。补中益气汤出自李东垣的《脾胃论》，李东垣认为："内伤脾胃，百病由生。"补中益气汤治疗血证主要基于气与血的相关理论，气能生血、行血、摄血。后世多数医家认为血证的发生与气的升降出入功能失常密切相关，"人身之生，总是以气统血""治血者必调气""气清则血和，气浊则血乱""有脾胃阳虚而不能统血者，有气陷而血亦陷者""若不温中健脾，升举中气，其血不得归原"等均强调了气血的关系不可分割，治血必先治气的原则。因此在治疗紫斑过程中，无论虚实，都可从气论治。补中益气汤是李东垣脾胃学说的代表方，诚如陈士铎在《辨证录》中所评价："李东垣一生学问，全注于此方。"组成包括：黄芪、党参、白术、炙甘草、陈皮、当归、升麻、柴胡。方中黄芪用量最多，甘温质轻，补中气，益肺气，实皮毛，臣以人参、白术、炙甘草甘温补中健脾，以养卫气营血生化之源，使正气充盛；当归养血调营，陈皮理气醒脾，使中焦气道通畅，便于清阳之气上升；升麻、柴胡引下陷之清阳上升而复其本职。诸药合用，以达益气升阳的功效，是补脾胃、益气升阳的代表方，临床应用广泛。

2.4　本案中医的应用价值和特色。本例患者早期皮下血肿明显，在现代医学治疗基础上，中医辨证以益气摄血止血为治疗原则，加速止血，避免内脏及颅内新发严重出血，降低死亡风险，减少西药用量，减少药物引起的华法林抵抗；后期患者处于皮下紫斑自然吸收过程，无特效西药治疗，中医以益气摄血、活血止血为法，促进皮下血肿的吸收，展现了中医辨证论治、随证治之的特点，明显降低了皮下血肿吸收所用的时间，减少因停用抗凝药物时间过长引起的栓塞性疾病，降低风险。在疾病的不同时期，使用不同的加减治疗，体现了中医辨证中"同病异治"的特点。另外，患者常因出血、吸收热出现发热、汗出、乏力等症状，感染指标无明显升高，西药缺乏相应的治疗措施，中医在此领域可发挥明显的优势。补中益气汤在治疗皮下血肿的同时治疗发热，体现了"异病同治"的治疗思想，起到退热、改善患者症状、缩短住院时间的作用。由此可见，中医通过在不同疾病及同种疾病不同发展过程中辨证治疗，减少了西药使用种类及数量，避免了药物的不良反应，且临床疗效明确，体现了中医在急危重症治疗中的显著优势。

（姜　旭　王亚楠　雷　敏　王双玲　李玉峰）

从风论治室性早搏

摘要：室性早搏属中医"心悸"范畴，其发病特点与中医"风证"有相似之处。"风为百病之长"，外风、内风均可导致室性早搏的发生。外风可由表及里或直中于心而发病，多伴有表证，治疗上应注重风药的使用；内风多由热极生风、痰热生风、肝风内动、血虚生风、阴虚动风等扰动心神而发病，在清热、化痰、平肝、养血、滋阴的基础上，亦当注重祛风息风。"邪之所凑，其气必虚。"无论外风、内风致悸，皆应重视补益心气、养心安神，使心神得养，则邪不可干而风自止。

关键词：风邪；室性早搏；外风；内风；祛风息风；补益心气；养心安神

室性期前收缩亦称室性早搏，是指心室中某个或多个部位存在异位起搏点，其可在正常窦性激动之前提前发生一次激动，从而引起心室除极。室性早搏最常见的症状包括心悸、胸闷、心跳停搏感，部分可致心排血量下降及重要脏器血流灌注不足，由此可引发头晕、黑矇，诱发心绞痛发作，甚至引发恶性室性心律失常，增加猝死风险。目前西药治疗室性早搏较为局限，且有一定不良反应，有加重心律失常的风险。射频消融术为有创手术，有严格适应证，限制了其临床应用。中医药治疗本病无明显不良反应，在改善室性早搏患者临床症状及生活质量方面有一定优势。室性早搏属于中医"心悸"范畴，病因病机为气血阴阳亏虚，心神失养或痰浊、瘀血、水饮等上扰于心。临床上较少从风证角度论治。室性早搏发生时心脏异常收缩变化，往往变化无常，突现突止，与中医理论中具有"善行数变"的风证有相似之处。本文旨在探讨风证与室性早搏的关系，以期为指导临床实践提供理论基础，以及为室性早搏的中医治疗提供新的思路。

1 风邪致悸

风邪包括外风与内风，外风多指外感之风，最早在《黄帝内经》中已有阐述："风者，百病之长也，至其变化乃生他病也""余闻四时八风之中人也",表明风邪为六淫之首,其可兼加寒暑湿燥火等他邪合而为病,致病广泛。王冰注本句"长"可理解为先,先他病而生,他病可由风邪引发,风邪亦可为疾病之诱因。在《素问·风论》中记载了"五脏风",提出"心风",描述了其表现为"多汗恶风……其色赤"。此处"心风"指外风侵于心而发病。汉代张仲景《金匮要略》中载:"虚劳诸不足,风气百疾,薯蓣丸主之。"虚劳之人受"风气"侵袭,心中出现烦而悸等表现,在治疗上强调了补虚益气祛风。隋代朝巢元方《诸病源候论》中载:"风惊悸者,由体虚心气不足,心之府为风邪所乘,或恐惧忧迫,令心气虚。亦受于风邪,风邪搏于心,则惊不自安。惊不已,则悸动不安。"论述了体虚、心气不足、心之府为风邪所乘而致心悸、悸动不安。宋代《太平圣惠方》中载:"夫心虚则多惊,胆虚则多恐,此皆气血不实,腑脏虚伤,风邪所干,入于经络,心既不足,胆气衰微,故令神思恐怯而多惊悸也。"强调了心胆气虚,又外受风邪所犯而致惊悸发病,治疗上应用茯神丸、人参丸等养心安神之品。《圣济总录》中载:"风邪易乘,其证或心神惊悸,手足颤掉,筋脉拘急。凡此之类,皆因虚挟风所致,法宜补药中加以治风之剂。"阐述了风邪乘虚而侵心,治疗上强调使用补虚祛风之品。

唐宋以前医家多注重外风致病,认为心悸多为体虚而受外风犯心,发而为病。后世医家对风邪致病理解愈发深入,认识到内风亦可致病。孙思邈云"痰热相感而动风",表明痰热可致内风生成。明代朱丹溪《丹溪心法》云:"湿土生痰,痰生热,热生风也。"亦提及了由湿、痰、热而生之内风,体内痰湿聚而化热,生风侵扰于心,而发心悸。清代叶天士云:"内风乃身中阳气之变动,肝为风脏,因精血衰耗,水不涵木,木少滋荣,故肝阳偏亢,内风时起。"强调了肝在内风中的重要性,体内肝阳亢盛、他病及肝或肝郁气滞、肝郁化火等导致肝风内动而扰心,引发心悸,治疗上注重清肝泻火,柔肝息风。唐宗海《血证论》中提到:"怔忡,俗名心跳,心为火脏,无血以养之,则火气冲动,是以心跳。"表明血虚无以养心,血属阴,心阴不足而无以安心之阳,阴阳失调,心阳偏盛而生热动风以扰心,是谓血虚生风。明代李用粹云:"有阴气内虚,虚火妄动,心悸体瘦,五心烦热,面赤唇燥,左脉微弱,或虚大无力者是也。"论述了体内阴虚,虚火妄动生风,内扰于心的临床表现,强调了阴虚动风。故内风包含痰热生风、热极生风、肝风内动、血虚生风、阴虚动风等。

2 风与室性早搏临床表现的相关性

2.1 善行数变。室性早搏的发病表现符合风证的特点。《素问·风论》中载:"风者,善行数变。"其中"善行"指病位游走多变,发无定处;"数变"指风邪致病发病急骤,变化迅速,易于传变。早搏发生是由于心脏的异位起搏点提前发生激动所致,使心脏做出比原来顺序早的额外收缩,从而打乱心脏搏动的规律性,导致心脏收缩异常。外感、饮食、情志等均可引发室性早搏,其异位起搏点并不固定,症状突发突止,无明显征兆。室性早搏发生时脉搏搏动亦失去原有的规律,符合"风"之病位多变、发病及变化快速的特点。频发的室性早搏有诱发恶性心律失常的风险,尤其是伴有器质性病变患者,符合"风"之易于传变的特点。

2.2 风性主动。《素问·六元正纪大论》云"风盛则动""风胜乃摇",概括了风邪致病出现的症状多以振动、摇动为特点,为后世"风性主动"理论的提出奠定了基础。在超声动态影像下可见到早搏发生时心脏的异常收缩变化,表现为类似于"树叶抖动"的表象。且室性早搏发生时患者多自觉心跳加剧或心跳不规律、心慌不安,在症状与体征上皆符合"风盛则动"的特点。

2.3 风为阳邪。《素问·太阴阳明论》云:"故犯贼风虚邪者,阳受之。"风为阳邪,易袭阳位,具有升发、向上、向外的特性。心在上焦,属阳,故易受风邪侵扰而发生异常搏动。《圣济总录》

中载："心者生之本，神之舍，所以主治五脏者也，脚弱之疾，感于风多而湿证少，则风行阳化，其应在心，令人神思不宁，心多惊悸也。"说明了风邪易外侵而阳化，内扰居阳位之心而发病。且风为阳邪，易化热化燥，伤耗津液，心阴凉润，风之燥热耗津伤阴，使阴阳失调，亦可使心阳亢盛化风而发病。

2.4 风性开泄。《素问·评热论》曰："汗出身热者，风也。"《杂病源流犀烛》中载："盖风者，天之阳气，其乘于人则伤卫。"因风为阳邪，其性开泄，风犯体表，伤于卫表，导致卫外不固，皮肤腠理疏松，玄府开泄，而致汗出。《素问·风论》载："心风之状，多汗恶风。"描述了心风的症状多伴有因风邪导致的卫表失固而多汗的表现。"汗为心之液""血汗同源"，过多的汗出可致心血耗损，心失濡养，血虚生风而悸动。

3　风与室性早搏发病机制的相关性

现代医学研究表明，室性早搏发生机制主要有心肌自律性的异常、触发机制和折返。

3.1 风与心肌细胞自律性。心肌细胞自律性的异常可因细胞本身自律性的增强而导致，亦与交感神经兴奋性增强有关。交感神经可增强起搏超极化电流，加快除极速率来提高自律性。肝与情志密切相关，现代人生活压力偏大，长期的压力、情志不舒可导致肝气郁滞化火生风，内生肝风与外界气候的异常改变均可影响心脏交感和迷走神经张力，导致交感神经兴奋，心肌细胞自律性增强，心室率异常。

3.2 风与触发活动。触发活动为心肌在一次正常动作电位后的异常电活动，常发生于低血钾、高血钙、儿茶酚胺浓度在局部心肌增高、心肌缺血、心肌肥厚、洋地黄中毒等情况。诸多外邪或内因均可增大心脏异质性，影响相应心肌细胞膜的稳定性，导致稳定性失衡，兴奋性和传导性亦改变。其表现类似于风性主动，善动不居，难以静止稳定，变化多端，最终表现为相邻心肌动作电位复极的差异，导致复极非同步，进而出现高低电位并存而诱发心律失常。

3.3 风与折返机制。折返机制为室性早搏的发生机制之一。心脏两个或多个部位的传导性与不应期各不相同，包括快径与慢径，前者传导速度快而不应期长，后者传导速度慢而不应期短。快径与慢径连接形成一个闭环。其中一条通道发生单向传导阻滞，另一条通道传导缓慢，使原先发生阻滞的通道有足够时间恢复兴奋性，原先阻滞的通道再次激动，从而完成一次折返激动，当折返只产生一次时表现为期前收缩。折返机制形成的心动过速特征是发作突发突止，且常由期前收缩诱发，也易被期前收缩或快速程序刺激终止。由折返机制导致的室性早搏易于诱发心动过速，其突发突止，易于传变的临床表现类似风之"善行数变"。

4 从风论治室性早搏

4.1 外风。对于外风致悸，除心中悸动不安外，亦多伴外感表证，应选用祛风之品疏风散邪。祛风之品多质轻，具辛、散、窜、透、动等药性，可温通走窜，推动气血运行，滋养血脉；可开泄肌表，引邪外出，心悸遂止。《外台秘要》中记载了大镇心丸治疗外风惊悸，方药组成有防风、秦艽、细辛等风药。陈美华认为对外风所致病证的治疗总以祛风为主，兼治他邪。其善于使用风药，如防风、升麻、柴胡、葛根、桂枝、麻黄、细辛、羌活等。现代药理研究表明，多种风药具有抗心律失常的作用，如羌活的浓缩提取物及其水溶性成分可使乌头碱引发的心律失常持续时间减少，使其潜伏期增长，可能与其抑制心肌膜钠离子内流，使快反应细胞自律性降低有关。

4.2 内风。对于内风致悸，多注重对热邪、痰饮、肝风、瘀血以及虚证的治疗，兼以祛风散邪。《证治汇补》云："有心经蓄热，发作不常，或时烦躁，鼻眼觉有热气，不能自由，有类心风。"对于热而生风之心悸，其在治疗上予清心汤，药物组成有石菖蒲、黄芩、黄连、天花粉、牛黄、茯神、麦冬、丹参、远志等，注重清热息风养心。

《证治准绳》载："心悸之由，不越二种，一者虚也，二者饮也。"肺失宣肃、脾失健运、肾失蒸腾气化均可致水饮代谢失常，聚而为痰饮，痰饮上犯，扰动心神，发而为悸。治疗上应注重祛湿化痰，临床常选用茯苓、白术、苍术、半夏、陈皮、枳实、瓜蒌等，辅以祛风之品。风药多温燥，可胜湿以助药力，且可宣畅肺气、升提脾气、疏解肝气，使体内气机通畅而痰湿不留。

清代叶天士提出"镇肝熄风"治内风之法。张锡纯在《医学衷中参西录》中记载了镇肝熄风汤治疗肝风内动。近代张山雷认为内风宜息不宜祛，对于肝风扰心所致心悸，应注重平肝潜阳，息风止悸。于志强认为，肝失疏泄，亢而无制，肝郁化火、木火可生风扰心而致心悸，在治疗上主张清肝泻火、宁心定悸，并自拟定悸复脉煎，方中青蒿、夏枯草清肝火、散郁结、平肝阳，生龙齿重镇以息风安神。

《备急千金要方》中载："三石泽兰丸治虚风内动，用以通血脉，熄肝风。"提出应用活血化瘀之法治疗内风。王显认为室性心律失常为急性冠脉综合征的常见并发症。对于有器质性心脏病变者，应注重搜风通络、活血止悸，选择活血通络、化瘀逐风的徐长卿以及活血通窍的冰片等药物作为治疗此类患者的祛风药物，可取得较好的疗效。活血祛风在临床治疗心血管疾病中较为常用。

孙思邈治疗心气虚，虚风内动导致的心悸时，予大定心汤，方中人参、茯苓、白术、干姜补益脾胃，以资后天之本，气血生化有源，使心得所养，则心悸自止，方中亦加防风等风药使补而不滞。仇玉平等认为心悸主要是阴火导致，阴火浮越化风，上扰于心而致心悸怔忡，治以清热泻火养阴，息风止悸，方用朱砂安神丸化裁，加用生龙骨、生牡蛎、紫石英等重镇止悸。于惠青等认为室性早搏多以心气不足为本，且与肝关系密切，血虚导致心、肝皆失于濡养而生风,治疗以小续命汤加减,补心养血息风。《黄帝内经》言:"正气存内,邪不可干;邪之所凑,其气必虚。"表明体虚之人更易受邪。唐宋前医家亦大多认为心悸多为虚而受风邪所致,现代研究亦表明室性早搏的病机以虚证较为多见。心气不足,则易受风邪所扰,无论外风、内风致病,都需注重养心安神,补益心气,心神得养,则悸动自止。

5 结语

外风、内风均可导致室性早搏的发生,其发病症状及机制均与"风"有一定相关性,风邪既是室性早搏的致病因素,又是其病理产物。外风致悸,多伴表证,临床治疗中应注重风药的使用。内风致悸,热极生风者予清热息风;痰饮扰心动风者予化痰祛风;肝风内动者予镇肝息风;瘀血扰心生风者,予活血祛风;血虚生风者予养血息风;阴虚动风者予滋阴息风。在祛风的同时亦需注重养心安神、补益心气,使心神得养,邪不可干,则风自止。

(贾君迪 李玉峰 肖 珉 姜 旭 修晟尧 王 洁)

李玉峰教授治疗早搏经验

摘要: 早搏又称期前收缩,是最常见的心律失常之一,属于中医"心悸""怔忡"的范围,导师李玉峰根据多年临床经验总结,认为早搏发生的根本原因在于心阴阳的失调,因此,治疗当调和阴阳,常用桂枝甘草龙骨牡蛎汤合天王补心丹为主方辨证加减治疗,临床疗效显著。

关键词: 早搏;心悸;桂枝甘草龙骨牡蛎汤;天王补心丹

早搏又称期前收缩,是最常见的心律失常之一,包括室上性期前收缩和室性期前收缩。室上性期前收缩和室性期前收缩均可对心功能及血流动力学产生一定的影响，严重时可引起血流动力学紊乱，诱发或加重心功能不全，甚至导致恶性心律失常而致猝死。早搏属于中医"心悸""怔忡"的范围。《黄帝内经》中记载有关心悸的描述如"心中澹澹大动""心如悬若饥状""心惕惕如人将捕之"。《素问·三部九候论》说："参伍不调者病。"是关于脉律不齐最早的记载。李玉峰根据多年临床经验总结，认为早搏发生的根本在于心阴阳的失调，因此，治疗当平衡阴阳，方用桂枝甘草龙骨牡蛎汤合天王补心丹为主，辨证加减治疗，取得较好临床疗效，现举病案数例如下。

1 验案

案例 1

患者，女，32岁，2019年3月28日初诊。主诉：心慌3周。患者3周前无明显诱因出现心慌，自觉心突突跳动，不能自止，就诊于中日友好医院，查24小时动态心电图显示：房性早搏42863次，单发房性早搏12480次；成对房性早搏7895次，房速3805阵，房性二联律、三联律6阵，为求系统治疗就诊于我院门诊。刻下症见：间断心慌，乏力，无恶寒发热，无头晕头痛，无口干口苦，无腰酸腰痛，纳可，眠差，夜间多梦，二便调。舌红苔薄黄，脉弦细。西医诊断：房性期前收缩。中医诊断：心悸，辨证为痰火扰神。治法：清热化痰，调和阴阳。方药：桂甘龙牡汤、天王补心丹合黄连温胆汤加减。茯苓15g，陈皮10g，法半夏10g，炙甘草10g，炒枳实10g，竹茹15g，黄连10g，麦冬20g，生地黄15g，柏子仁15g，五味子10g，炒酸枣仁30g，茯苓30g，远志6g，生龙骨30g，生牡蛎30g，珍珠母30g，苦参10g。水冲服，日一剂，早晚分服，连服7天。

2019年4月4日二诊：心慌症状较前缓解，偶有反酸，无胃胀胃痛，乏力气短症状好转，纳眠可，喜食温热食物，偶有口苦，大便略溏，每天1次，小便调。末次月经2月20日，行经5天，量多，色红，有血块，无痛经，舌淡红，苔白腻，脉沉细。调整前方：改茯苓为20g，黄连为6g，加生姜6g，炒神曲15g，白术15g。水冲服，日一剂，早晚分服，连服14天。

2019年4月18日三诊：心慌症状明显好转，无乏力气短，喜凉不敢吃凉，吃凉后胃痛，眼睛干涩，纳可，睡眠好转，仍有入睡困难，多梦症状明显好转，大便略溏，每天1次，小便调。月经2个月未至，舌淡苔黄腻，边有齿痕，脉沉细弦。调整中药处方：加麦芽15g，继续口服14天。复查24小时动态心电图。

2019年5月9日四诊：基本无心慌气短等症状，仍有入睡困难，眠浅，多梦，眼干，纳眠可，二便调。2019年4月25日复查24小时动态心电图示：偶发房性早搏2次。继服前方，巩固1周，随访未诉明显不适。

按：本案患者为年轻女性，以心悸、多梦为主要症状，结合患者舌脉，辨证为痰火扰心之证，方用桂甘龙牡汤、天王补心丹合黄连温胆汤加减。桂甘龙牡合天王补心丹是导师李玉峰治疗心悸患者经验用方，以调和阴阳为治疗原则治法。本例患者无明显怕冷怕热，辨证病性偏热，故去温性之桂枝。黄连温胆汤首见于《六因条辨》，由陈言《三因极一病症方论》中温胆汤加减而来。本案用药在原方的基础上去大枣加黄连，黄连苦寒为君，燥湿泻火，清上扰之痰火；半夏辛温为臣，可燥湿化痰和胃；竹茹清热化痰、陈皮、枳实化痰顺气，使痰化而气畅，共为佐药；茯苓健脾利水，脾健则运化痰湿之力强，配合甘草调和诸药，配合龙骨、牡蛎、珍珠母重镇安神潜阳，天王补心丹养血安神，使脾健、痰去、而心神归所主，心阴阳调和，故夜寐安而心悸止。《丹溪心法》中指出："治之之法，惊悸者，予豁痰定惊之剂。"现代药理学研究也证实黄连温胆汤具有显著的降脂、降糖、抗炎、调节代谢，减少早搏次数等作用。

案例 2

患者，男，17岁，2019年3月2日初诊。主诉：间断心慌1月余。患者1个月前因发热就诊于校医院，查心电图提示室性早搏，2019年2月13日于协和医院查24小时动态心电图示：室性早搏2439次。刻下症见：间断心慌，无明显发热恶寒，无头晕头痛，晨起口苦口干，偶有左前胸闷痛，持续1～5秒，自行缓解，纳眠可，大便略干，每天1次，小便调。舌红苔薄白，脉沉。西医诊断：室性期前收缩。中医诊断：心悸，辨证为阴虚火旺。治法：滋阴潜阳。方药：天王补心丹合桂枝甘草龙骨牡蛎加减。生地黄20g，麦冬20g，苦参15g，柏子仁15g，五味子15g，酸枣仁30g，茯苓30g，远志6g，生龙骨30g，生牡蛎30g，珍珠母30g，蒲公英30g，火麻仁15g。水冲服，日一剂，早晚分服，连服7天。

2019年3月14日二诊：患者心慌明显好转，无明显胸闷，无口干口苦，纳眠可，大便略干，每天1次，小便调。改柏子仁为20g、火麻仁为20g，加白芍15g。连服14天。

2019年3月30日三诊：患者偶有心慌，无口干口苦，未诉其他明显不适，纳眠可，二便调。处方：改柏子仁为30g，加生甘草12g。

2019年4月13日四诊：复查24小时动态心电图未见明显异常，继服前药1周，巩固疗效，未再就诊。

按：本案患者为年轻男性，因外感后出现室性早搏症状，表现出口干、便干等一系列阴血不足之象，无怕冷怕热，故同上案选用桂甘龙牡汤去桂合天王补心丹。天王补心丹为滋养安神的代表方之一，以生地黄为君，滋补肾阴，以降心火，加龙骨牡蛎安神、潜阳，以奏调和阴阳之效，珍珠母味甘、咸，性寒，归肝、心经，可镇心安神、平惊定志、平肝潜阳，国内外研究证实珍珠母具有明显的镇静作用。本例患者年轻男性，因外感邪气，内侵于心，耗伤阴血，引起心悸，故治疗时以天王补心丹养血安神为主，疗效显著。

案例3

患者,女,57岁,2018年3月7日初诊。主诉:间断心慌半年余。患者半年前无明显诱因出现心慌、乏力,查24小时动态心电图示:窦性心律,频发室早,偶发房早,室性早搏12168次,部分呈三联律。给予索他洛尔片1片,每天2次,口服。刻下症见:心悸,乏力,间断头晕,怕冷,手足凉,喜食温热,口干,双下肢乏力,无腰酸背痛,纳眠可,二便调。舌黯,苔略黄,脉沉细。西医诊断:室性期前收缩。中医诊断:心悸,辨证为气血不足,虚火上炎。治法:养阴补血,平衡阴阳。方药:桂枝甘草龙骨牡蛎汤、天王补心丹合四物汤加减。桂枝15g,炙甘草10g,生龙骨30g,生牡蛎30g,当归15g,白芍15g,川芎10g,生地黄12g,柏子仁15g,五味子10g,炒酸枣仁30g,茯苓30g,远志6g,麦冬15g,北沙参20g,珍珠母30g,杜仲20g。水冲服,日一剂,早晚分服,连服7天。

2019年3月14日二诊:患者心慌症状减轻,乏力好转,仍有怕冷,手足凉,口干略好转,仍有双下肢无力,间断腰痛,纳眠可,二便调,舌黯,苔略黄,脉沉细。前方改麦冬为20g,加太子参15g,继服14天。

2019年4月4日三诊:患者诉心慌明显好转,乏力及双下肢无力略缓解,活动后加重,休息可缓解,怕冷减轻,纳眠可,二便调。舌黯,苔略黄,脉沉细。前方改太子参为20g,加丹参20g,玄参15g,继服14天。

2019年4月18日四诊:患者诉乏力、心慌明显好转,活动或劳累后加重,近日因事心烦气急,口周起疮,口干不苦,无胸闷,纳眠可,二便调。舌黯,苔黄腻,脉沉弱,复查24小时动态心电图示:窦性心律频发室早,室性早搏8693次,部分呈三联律。前方加金银花20g、牛蒡子12g,随诊。

按:本案患者为中老年女性,劳累后出现乏力、心悸、怕冷、且手足发凉,间断头晕,伴口舌生疮,结合舌脉,辨证属于气血不足、虚火上炎之证,心血不足,心失所养而致心神不安,方用桂甘龙牡汤、天王补心丹合四物汤加减，补血养血，重镇安神。本着"妇人以血为本"出发，四物汤首见于宋代《太平惠民和剂局方》，现代研究证实四物汤具有增强心肌收缩力，改善微循环的作用。本例患者用药重在益气，因气能生血，意在补血，加以镇心安神之品，使心神内守而愈。

2 讨论

2.1 病因病机。内因、外因、不内外因均可引起早搏的发生。《灵枢》中有论述："心者，五脏六腑之主也……故悲哀愁忧则心动，心动则五脏六腑皆摇。"指出情志以及五脏六腑的病变均可引起心悸。现代医家将心悸病因归纳为素体虚弱，或因外界气候原因，或因外感失治误治，或因他病日久延及于心，导致心失所养或心神不安而发生心悸，并将心悸概括为7种证型，包括心虚胆怯、气血不足、阴虚火旺、心阳不振、水饮凌心、心血瘀阻、痰火扰心。李玉峰认为导致心悸发生的直接原因是心阴阳的失衡，包括虚实两端，其中虚证又包含气虚、血虚、阴虚、阳虚，实证则包含气滞、血瘀、水饮、痰火等，而临床上单一因素导致的早搏较少见，多表现为虚实夹杂，如心肾不交，心火亢盛；气血不足，心神不安；痰凝气郁，心神失用；气阴两虚，阴不潜阳等。

2.2 辨证治疗。因功能性早搏（又称无器质性早搏）临床预后较好，一般无须特殊治疗，如临床症状明显，进行中医辨证施治一般可取得较好疗效。对于伴有器质性心脏病的早搏患者，多以控制原发病为基础，同时应加强针对早搏症状的治疗。李玉峰经过多年临床实践，总结早搏的治疗经验，以调和阴阳为大纲。《黄帝内经》言五脏属阴，"体阴而用阳"。心属五脏，心体属阴。心主血脉，心气推动血液行于脉中，心藏君火，心气的推动功能与血液的运行畅通均有赖于心阳的温煦，故心用属阳。心阴、心阳的相互协调、相互配合、互根互用，方可维持心的正常生理功能。各种致病因素导致的心阴与心阳的失衡即可诱发心悸。心阳具有化生气血的功能，心阳气不足，温煦功能失常，心脏失于温养发生拘挛，从而导致悸动不安。心阴不足，多由心血不足，阴津亏耗，心脏失于濡养，从而发生悸动不安。因此，治疗重在调和阴阳，方用桂枝甘草龙骨牡蛎汤合天王补心丹加减。其中桂枝甘草龙骨牡蛎汤可温心阳，安神定悸；天王补心丹的配伍重视交通心肾，协调气血津液，阴阳平衡，二者合用，调和心阴与心阳的平衡，使阴平阳秘，精神乃至。在辨证的基础上临证加减，如心肾不交，肾阴不足则心火亢盛，上扰心神者加用黄连阿胶汤；肝郁脾虚气滞者加用逍遥散；气血两虚，心失所养者加用归脾汤或八珍汤；心胆气虚，痰火扰神者加用黄连温胆汤等。

常用药物组合有以下4种。

（1）桂枝、甘草。桂枝合甘草主要用来养心阳，复心阳。桂枝辛甘，性温，可温通经脉，助阳化气，具有扩张血管、降压、镇静、抗惊厥等多种药理活性。桂枝具有通心脉、补心阳、补脾阳的作用。甘草味甘，性平，可补益心气，益气复脉，具有抗心律失常、降脂、缓解痉挛及阵痛作用。《素问·至真要大论》指出"辛甘发散为阳"，产生了"辛甘化阳"的治法。桂枝味辛，出入气营之间，以温经通阳，甘草味甘，可补中益气，二药合用，共奏补益心阳之效，导师李玉峰常用此药对治疗心律失常中各种原因引起的心阳不足之证。

（2）生龙骨、生牡蛎。应用生龙骨、生牡蛎以镇心安神。生龙骨，其味甘涩，性平微凉，入心肝肾经，长于镇静安神；生牡蛎性味咸平微寒，入肝胆肾经，善于平肝潜阳，并有软坚散结作用，二药合用起到平肝潜阳，镇心安神，收敛固涩之效。《注解伤寒论》云"龙骨、牡蛎……收敛神气而镇惊"，每当出现烦躁惊狂等神志症状时可加用龙骨牡蛎以潜阳入阴，董艳等认为龙骨牡蛎用治心悸，其义有二：一为敛神镇惊，二为敛镇浮阳。田维柱认为，龙骨、牡蛎药对不寒不热，无论虚实，功用广泛。导师李玉峰常二药合用治疗各种心律失常所致的心悸之证。

（3）柏子仁、五味子、酸枣仁。应用柏子仁、五味子、酸枣仁以养心阴、补心体。柏子仁性平味甘，入心、肝、肾、大肠经，具有宁心安神，敛汗生津，润肠通便之功效，《本草纲目》记载："养心气，润肾燥，安魂定魄，益智宁神。"李海生等实验研究发现柏子仁有效成分可明显延长猫的深睡眠时间，恢复体力作用显著。五味子酸甘性温，归肺心肾经，《本草备要》："性温，五味俱备，酸咸为多，故专收敛肺气而滋肾水，益气生津……除烦渴。"五味子可收敛固涩，益气生津，补肾宁心，实验研究表明五味子具有镇静、催眠、抗焦虑、改善认知功能的作用。二药合用，酸甘化阴而生津，一方面可补肾水，使津液上乘，养心阴、补心体而宁心安神，另一方面可补心阴以敛心阳而安神定悸。酸枣仁甘酸性平，归心、肝、胆经，有宁心养肝、安神、养心血的作用。酸枣仁中所含皂苷A和斯皮诺素，具有镇静催眠作用。导师李玉峰多用此药对治疗心肾不交，心神涣散之心悸，尤其是伴有虚烦、失眠多梦者佳。

（4）茯苓、远志。应用茯苓、远志以宁心安神。茯苓甘淡性平，归心、脾、肾经，可利水渗湿，健脾宁心，研究发现茯苓可镇静、催眠、养心、安神，能对抗咖啡因引起的兴奋状态，因此用于神经衰弱、失眠、多梦等症。远志辛苦性温，归心、肾、肺经，可安神益智，祛痰开窍，消肿散结。远志在抗痴呆、脑保护、镇静、抗惊厥、抗抑郁、祛痰镇咳、保护心脑血管等方面具有良好的效果。心悸患者常伴有失眠、焦虑等症，因正虚邪扰则心神不宁，而人之寤寐，由心神控制，心神不安，不能由动转静故不寐。李玉峰教授在治疗心悸患者时常二药共用，交通心肾，养血安神定志，尤善治疗心悸患者伴有失眠多梦，健忘者。

李玉峰指出心悸虽病位在心，但常与他脏相关，如脾胃气虚，心失所养，或肝郁气滞化火，上扰心神，或肾虚不能温煦心阳等均可引起心悸的发生。强调临床上早搏患者表现多样，或心悸胸闷，或心烦气急，或乏力气短，或无明显症状，轻重不一，不能一概而论。面对早搏的患者，应仔细询问其发病特点、发病时间及发作时主要及伴随症状，四诊合参，分清主次，标本兼顾，以调和阴阳为大纲，选方用药均需根据患者阴阳失衡、正虚邪实等具体辨证情况进行灵活运用。

（姜　旭　李玉峰　黄　宏　修晟尧　贾君迪）

李玉峰教授应用桂甘龙牡汤合天王补心丹治疗室性期前收缩的临床经验

室性期前收缩属于中医"心悸"范畴，以患者自觉心中悸动不安，重者不能自主为主要表现的一种病症，通过心电图或24小时动态心电图检查可明确诊断。有研究对室性期前收缩的中医证候分型进行归纳，其辨证分虚实，虚证多为心阴不足、心阳不振、气血亏虚，实证多为痰火扰心、水气凌心、心血瘀阻。有研究对193篇涉及室性期前收缩中医证候分型的文献进行归纳分析，结果表明中医证候的描述多达70余种，出现频率排名前三位的是气阴两虚证、心血瘀阻证、阴虚火旺证，其他的还有气虚血瘀证、痰瘀阻络证、心虚胆怯证、心阳不足证、气滞血瘀证、心血不足证等。李玉峰教授认为，室性期前收缩多为阴阳两虚、气血不足、心神失养而致心悸，针对心气血不足、心阴阳两虚基本病机，采用桂甘龙牡汤合天王补心丹加减治疗室性期前收缩在临床上取得满意效果，现将部分病案报道如下。

1　资料

案例1

患者，女，44岁，2016年9月10日初诊。患者诉室性期前收缩6年余，近半年发作明显，最多可达3万多次，2016年8月2日行射频消融术，术后8月12日复查24小时动态心电图示室性期前收缩为8524次，时有胸闷憋气，乏力气短，纳少，眠差，大便不畅，易惊吓，易心烦，月经提前，色可，偶有痛经，舌红苔白腻，脉滑。西医诊断：心律失常（室性期前收缩）。中医诊断：心悸，辨证为阴阳两虚兼痰火扰心证。方药：桂枝甘草龙骨牡蛎汤合天王补心丹加减。桂枝20g，炙甘草10g，生龙骨（先煎）30g，生牡蛎（先煎）30g，黄芪20g，当归20g，生地黄20g，茯苓20g，柏子仁15g，醋五味子10g，炒酸枣仁30g，茯神15g，制远志6g，炒枳实15g，川芎10g，白芍20g，黄连10g，法半夏10g，竹茹15g，丹参20g，陈皮15g。连服2周。

二诊：服药2周后仍有心慌，晨起明显，伴有胸闷，偶感乏力，眠差，入睡困难，每天睡7～8小时，口服抗抑郁药方可入睡，纳可，易心烦，无口干口苦，大便不成形，舌质淡，苔黄腻，脉弦滑。于前方加瓜蒌30g，磁石（先煎）30g，首乌藤30g，仙鹤草30g，功劳叶15g，去黄芪、川芎。连服2周。

三诊：患者于2016年10月1日复查24小时动态心电图示：室性期前收缩，阵发性室性期前收缩二联律、三联律，室性期前收缩692次。诉心慌较前减轻，偶有憋闷，易心烦起急，眠差，一直口服安眠药，纳可，怕冷，二便调，脉细滑，舌淡白腻，舌尖红。于前方加牡丹皮15g，栀子15g，郁李仁15g，去半夏、茯苓。连服14天。

四诊：偶有心跳动感，无规律，眠可，无胸憋症状，纳可，大便成形，无怕冷怕热，无乏力。前方继续服用2周，不适随诊。

按：本案心悸属气血不足、阴阳两虚兼痰火扰心证，其主要表现是心下悸动，易受惊吓，治疗上以养心安神、镇惊定志为主，方用桂枝甘草龙骨牡蛎汤合天王补心丹为主方，加用黄连温胆汤加减。方中桂枝、炙甘草温补心阳；生龙骨、生牡蛎安神；柏子仁、酸枣仁、茯神、远志养心安神；当归、黄芪补养气血；川芎、丹参兼以理气活血，辅以黄连、半夏、竹茹、陈皮清热化痰。本证属虚实夹杂，以虚为本，以实为标，应标本同治，全方共奏补虚泻实，终达安神定惊之效。

案例 2

患者，女，61岁，2016年11月17日初诊。主诉：走路后乏力、心慌2月余。2016年11月2日24小时动态心电图结果显示：多发室性期前收缩60540次，短阵室上性心动过速，成对房性期前收缩，口服普罗帕酮（每次3片，每日3次）、参松养心胶囊、心元胶囊后症状较前减轻，怕热，喜凉食，口干不苦，纳可，眠可，便溏，舌淡，苔薄白，脉沉。西医诊断：心律失常（室性期前收缩），中医诊断：心悸，辨证为阴阳两虚兼阴虚火旺。方药：桂枝甘草龙骨牡蛎汤合天王补心丹加减。桂枝15g，炙甘草10g，生龙骨（先煎）30g，生牡蛎（先煎）30g，太子参20g，黄芪20g，麦冬20g，醋五味子10g，柏子仁15g，炒酸枣仁30g，茯神15g，制远志6g，珍珠母30g，生地黄20g，北沙参15g，丹参20g，知母15g，生石膏（先煎）20g。连服1周。

二诊：诉乏力心慌好转，怕热好转，无头晕，舌黯红，苔白，脉沉。前方加牡丹皮10g，栀子10g，钩藤（后下）15g，菊花15g，石决明（先煎）30g，僵蚕15g，去生石膏。连服2周。

三诊：诉心慌明显好转，口服普罗帕酮（每次1片，每日3次），无乏力，偶头痛，舌淡苔白，脉沉。嘱其停用普罗帕酮，继续前方连服2周。

四诊：诉心慌症状消失，测血压140/88mmHg（1mmHg＝0.133kPa），2016年12月20日复查24小时动态心电图示：室性期前收缩22次。停用普罗帕酮2周，纳可，眠一般，大便正常，舌淡红，苔白，脉弦。继续前方2周，不适随诊。

按：本案患者阴阳两虚合并阴虚火旺，主要表现乏力，口干怕热，治疗以补虚为主，兼以安神定惊，方中桂枝、甘草温阳复脉；生龙骨、生牡蛎、珍珠母安神定惊；太子参、黄芪补气；麦冬、五味子、北沙参滋阴；柏子仁、酸枣仁、茯神、远志养心安神；兼用知母、生石膏清热养阴，全方共奏补虚安神定惊之效。

案例 3

患者，女，33 岁，2017 年 2 月 9 日初诊。主诉：发现室性期前收缩 3 年余。患者 2014 年发现期前收缩，查 24 小时动态心电图示：室性期前收缩 1700 次，无心慌不适。间断口服盐酸比索洛尔，期前收缩时有改善，2016 年开始出现心慌，悸动不安，憋气，近期睡眠差，入睡困难，心慌加重。2017 年 1 月 6 日查 24 小时动态心电图示：室性期前收缩 19512 次。口服西药无效，平时工作压力大，纳可，大便正常，经期推后 2 天左右，量正常，色红，血块不多，经期略有乳房胀痛，偏怕冷，心烦起急，双手时感无力，夜间明显，舌红苔白，脉沉。西医诊断：心律失常（室性期前收缩），中医诊断：心悸，辨证为阴阳两虚兼阴虚火旺。方药：桂枝甘草龙骨牡蛎汤合天王补心丹加减。桂枝 15g，炙甘草 10g，生龙骨（先煎）30g，生牡蛎（先煎）30g，当归 15g，白芍 15g，川芎 15g，生地 20g，柏子仁 15g，五味子 10g，炒酸枣仁 30g，茯神 15g，远志 6g，首乌藤 30g，连翘 15g，莲子心 6g，灵芝 15g，百合 30g，合欢皮 15g。连服 2 周。

二诊：诉口服中药后心慌症状减轻，自觉期前收缩次数较前减少，现无悸动不适感，无憋气，心烦起急好转，睡眠较前改善，二便调，舌红，苔薄白，脉弦。前方改当归为 20g，茯神为 20g，加砂仁（后下）6g，炒白术 15g，瓜蒌 30g，去莲子心、灵芝。继续连服 2 周，不适随诊。

按： 本案患者为年轻女性，工作压力大所致精神紧张，惊悸不安，心下悸动发为心悸，主要表现为自觉心慌、悸动不安，心烦起急，偏怕冷，证属心阴阳两虚兼阴虚火旺证，治以温补心阳、滋阴清热，兼安神定惊复脉。方中桂枝、炙甘草温阳复脉；生龙骨、生牡蛎定惊安神；连翘、莲子心清心火；柏子仁、炒酸枣仁、茯神、远志、五味子养心安神。全方阴阳并调，寒热并用，共奏定心安神之效。

2 讨论

室性期前收缩多由气血阴阳亏虚，或痰瘀阻滞心脉、邪扰心神所致，患者自觉心跳、心慌、悸动不安，甚则不能自主，一般多呈阵发性，每因情绪波动或劳累过度而发作，常伴有气短、胸闷，兼有失眠、健忘，甚则眩晕、喘促，脉象或迟、或数、或节律不齐。隋代巢元方《诸病源候论·伤寒病诸候》中记载："悸者，动也，谓心下悸动也"。又在《风惊悸候》中云："风惊悸者，由体虚，心气不足，心之府为风邪所乘，心藏神，而主血脉。心气不足则虚，虚则血乱，血乱则气并于血，气血相并，又被风邪所乘，故惊不安定，名为风惊。"是指由于体虚，心气不足，被风邪侵犯所致。心藏神，又主脉。心气不足则体虚，体虚则血行逆乱，血行逆乱则气并于血分，气血相并，又被风邪所侵，所以表现为惊骇不安，这种证候，称为风惊。现代研究显示本病的病机以虚证较为多见，包括气血亏虚、阴虚火旺、心阳不振、心胆气虚、气阴两虚等。实证包括痰瘀、痰浊、血瘀、寒凝等。临床中本病往往为本虚标实，虚实夹杂。

李玉峰在多年临床经验及阅读大量古籍的基础上提出心悸基本病机为心体亏虚、气血不足、阴阳两虚、心失所养而为悸，在临床上运用桂枝甘草龙骨牡蛎汤联合天王补心丹为主方加减治疗室性期前收缩，取得满意疗效。

桂枝甘草龙骨牡蛎汤出自《伤寒论》："火逆下之，因烧针烦躁者，桂枝甘草龙骨牡蛎汤主之。"原方由桂枝、甘草、龙骨、牡蛎四味中药组成，以温补心阳，安神定悸为主要功效。桂甘龙牡汤在临床上治疗室性期前收缩、心房颤动、病态窦房结综合征、房室传导阻滞等多种心律失常均有一定的疗效，已有学者针对其药效、机制进行了研究。天王补心丹出自明代洪九《摄生秘剖》，为一经典名方，由生地黄、五味子、当归、天冬、麦冬、柏子仁、酸枣仁、党参、玄参、丹参、茯苓、远志、桔梗等组成，具有滋阴清热、养血安神的作用。一些现代研究结果显示其对室性期前收缩有一定疗效。任仲军等以天王补心丹加减治疗顽固性室性期前收缩患者 50 例，总有效率 94%。何志良以天王补心丹治疗更年期妇女孤立性室性期前收缩 68 例，总有效率为 89.7%。

桂甘龙牡汤合天王补心丹两方合用，以桂枝、甘草辛甘化阳、温补心阳，以党参、茯苓、甘草补气，当归、生地补血，天冬、麦冬、柏子仁、五味子、酸枣仁补心阴，远志、龙骨、牡蛎宁心安神定悸，全方兼顾心之气、血、阴、阳，又兼安神宁心之效，使心血足而神自藏，心气充而悸自安。临床上治疗室性期前收缩效果明显。又根据患者夹杂证候，可灵活加减应用。如患者兼夹痰、瘀、火、水饮等实邪，则相应加祛痰、化瘀、泻火、逐饮之药，同时，佐以重镇安神药物以镇心安神，共奏补养气血、调和阴阳，以达养心安神定惊之效，使心体得安。

（黄　宏　姜　旭　修晟尧　李玉峰）

桃核承气汤治疗主动脉夹层后伴狂躁症一例

摘要： 本文报道 1 例经西医明确诊断为主动脉夹层的患者，来院第 2 天即出现狂躁不安症状，经西医地西泮镇静治疗后狂躁未见减轻，中医经辨证为血热互结，上蒙清窍证，予口服桃核承气汤加减 1 剂后症状明显改善，为《伤寒论》桃核承气汤治疗蓄血发狂证的临床诊治提供例证。

关键词： 主动脉夹层；狂躁；桃核承气汤

1　病历摘要

患者，女，89 岁。2018 年 4 月 8 日 10 时主因"后背痛伴烦躁不安 4 小时 (家属代诉)"由 120 车送至北京市通州区某医院急诊科就诊。家属诉就诊当日凌晨 6 点左右患者无明显诱因突然出现后背痛，表现为双侧后背钝痛，呈持续性，阵发加重，向四周无放射，烦躁不安，无胸痛及胸闷憋气，无头痛及恶心呕吐，无肢体偏瘫及大小便失禁，家属遂将患者送至北京市通州区某医院急诊科。

来诊后即刻给予持续心电血压血氧监护，当时查双侧血压均偏高，左侧：272/119mmHg，右侧 283/125mmHg，查心电图提示窦性心律，心室率 80 次 / 分左右。据病情立即开通静脉通路，先后给以乌拉地尔液体及硝普钠液体静脉泵入降低血压，吗啡皮下注射镇静止痛治疗，同时完善辅助检查，经降压镇静对症处理后患者胸痛好转，烦躁不安减轻。2018 年 4 月 8 日查全血细胞分析：白细胞 13.98×10^9/L，中性细胞比率 87.41%；肝肾功能及心肌酶检查示葡萄糖 9.5mmol/L，白蛋白 34.4g/L，肌酸激酶同功酶 34U/L，乳酸脱氢酶 254U/L，B- 型钠酸钛 427.38pg/mL，D- 二聚体定量 755ng/mL，心梗三项及血凝四项未见异常。胸部增强 CT 结果提示：胸主动脉壁间血肿，局部小溃疡形成，主动脉及其分支粥样硬化改变，双下肺间质样改变，右中叶小结节灶。据病情及辅助检查结果请神经外科会诊，查看患者后，考虑主动脉壁间血肿，主动脉夹层，建议 ICU 住院进一步系统专科诊治，考虑患者高龄，家属拒绝，继续急诊科对症降压治疗观察。

2018 年 4 月 9 日凌晨 1 点左右患者突然出现狂躁不安，言语错乱，谵妄状态，打人毁物，不识人，偶发四肢抽动，意识丧失，无肢体活动障碍及言语不利，无大小便失禁及全身大汗出，无恶心呕吐等。遂复查心电图较前无明显动态改变。查头颅 CT 提示双侧基底节区腔隙性梗死灶，未见出血，复查电解质及肝肾功能均无明显异常，血气分析未见异常。请脑病科会诊后考虑患者额叶梗塞可能性大，遂建议地西泮针剂酌情镇静及控制血压治疗观察。患者经先后给予地西泮 5mg、10mg 等不同剂量肌注后狂躁不安较前可有缓解，发作频次减轻，拒绝病房内监护，由家人及护理人员陪同在病房外游走方可。

2018年4月10日中午查看患者：肌内注射地西泮10mg后暂时返回病房，言语部分错乱，有幻视幻听，自诉后背痛，能忍受，仍烦躁不安，拒绝进食，家属代诉平素大便干，近3天未排，小便黄赤，无腹痛及恶心呕吐。查体：腹软，小腹部触压有不适感，无疼痛。舌质黯红，舌尖起刺，舌底脉络黯紫，苔薄黄，脉弦细数。四诊合参，中医诊断为狂证，辨证为瘀热互结。瘀血与热互结于下焦，血分浊热蒙蔽心窍，心主神志功能失常，从而出现打人毁物、其人如狂症状，遂予桃核承气汤方加减治疗。方药：桃仁10g，大黄10g，芒硝6g，桂枝6g，炙甘草6g，川牛膝20g，牡丹皮20g，石菖蒲20g，郁金20g，赤芍20g，莲子心15g，黄连6g。颗粒剂，两剂，每次1袋，每天两次，嘱患者家属服药后若大便排出较多停服以防津脱。

2018年4月11日查看患者：家属代诉患者服用中药1剂后先后排大便3次，初始为干燥粪球和糊状便混杂，奇臭无比，后两次为不成形稀便，遂停服中药。排便后患者安然入睡，醒后神志转清，自觉后背仍阵发疼痛，能忍受，狂躁症状明显改善，乏力少语，无言语错乱及幻视幻听，纳食较前改善，低热，偶有干咳少痰，测体温37.2℃，无头晕头痛及恶心呕吐。查体：舌质黯红，舌尖起刺基本消失，舌底脉络仍黯紫，舌苔由薄黄变白微腻，脉弦细，中医辨证属下后伤津。复查头颅CT较4月9日结果无明显改变。患者生命体征暂平稳，后收住急诊科继续治疗观察。

2 讨论

2.1 狂证的病因病机。狂证是以精神亢奋、狂躁、喧扰不宁、毁物打骂、动而多怒为特征，常见于精神失常者。《伤寒论》涉及狂证的经方有3首，分别为桃核承气汤、桂枝去芍药加蜀漆牡蛎龙骨救逆汤(桂枝救逆汤)和抵当汤。桃核承气汤原文"太阳病不解，热结膀胱，其人如狂，血自下，下者愈……外解已，但少腹急结者，仍可攻之，宜桃核承气汤"，太阳表不解，邪气循经入腑化热，和血结与于焦，其人如狂是心主神志功能失常的表现，由于心主血脉，心主神志，血热互结于下焦，血分浊热上扰心神，因此使心主神志的功能失常。《素问·调经论》谓："血并于下，气并于上，乱而喜忘。"血热结于下焦，可见小腹部拘急胀满或疼痛；瘀血内阻，血热扰心，则可见如狂、喜忘等神志症状。

2.2 关于蓄血部分。沈芊绿认为血蓄膀胱；钱天来认为血蓄回肠；柯韵伯认为血蓄少腹；唐容川认为血蓄血室。胡希恕老先生认为，蓄血证一条虽然放在太阳篇里，但与膀胱没关系，受科学技术发展的影响，古人的思维认识有其局限性，通过辨证可以看出本证是血热结于腹部，临床表现是"少腹急结，其人如狂"，腹痛，按压有抵触感，同时伴有精神躁动不安的神志症状。瘀血古人也叫"恶血"，认为晦恶之气最易冲击大脑，神志类症状常由瘀血造成，使人发狂，故常通过攻下瘀血来治疗。

2.3 桃核承气汤治疗狂证。热与血相结，大多出现精神情志的异常，如《伤寒论》106条、125条之"其人如狂"、124条之"其人发狂"、237条之"其人喜忘"。血与热相结而成瘀，心主血脉，而瘀血阻之，进而闭塞神机，故其人喜忘；热在血分，心神受灼，故其人惊狂。唯"其人如狂"与"其人发狂"有程度上轻重之分。"如狂"者，以成无己的解释最好："为未至于狂，但不宁矣。"其人或偶尔出现胡言乱语或暴力倾向，但整体精神状态尚未至于失去控制，叫作"如狂"。若到"发狂"，则更是严重，出现妄言骂詈、不辨亲疏、打人毁物、登高而歌、弃衣而走等证候表现，如成无己谓："此发狂则热又深也。"此患者主动脉夹层出血，进而出现血肿，为瘀血内阻之明显证据，瘀血阻络，不通则痛，故而后背疼痛，疼痛影响情志，心肝火旺，故出现烦躁不安。后背为太阳经循行部位，太阳经不解，邪气循经入腑，郁而化热，热与血结。瘀血阻络，心神失养，且热在血分，血热上扰心神，蒙蔽清窍，故出现其人狂躁、昏不识人症状，结合患者大便干难解，辨证属血热结于下焦，化瘀泻热，方用桃核承气汤加减，方中桃仁佐牡丹皮、赤芍活血化瘀，通利血脉；桂枝温通经脉散瘀；大黄荡涤实热而泻瘀；芒硝软坚散结泻火，加牛膝引热下行，加莲子心、黄连清心泻火，加石菖蒲、郁金清心开窍。诸药并用，清心泻热化瘀，瘀热从大便出，使热清，瘀散，心神得养，诸症悉除。

2.4 桃核承气汤的临床应用。桃核承气汤治疗主动脉夹层辨证为热与血结狂躁症的应用机制是本文的重点，主动脉夹层是指主动脉腔内血液从主动脉内膜撕裂处进入主动脉中膜，出血量越大，血瘀的程度也越重。这与出血性脑血管病血管破裂而引起血管内外血瘀发生的病机密切相关，可以将两者联系起来分析，可以认为主动脉夹层的根本病机是脏腑失调，气血逆乱，血溢脉外所致。活血祛瘀、通腑泻热法是脑血管病变急性期常用方法，且前人早有"治风先治血，血行风自灭""瘀血不去，则出血不止，新血不生""凡治血者，必先以祛瘀为要"等理论，为活血化瘀法提供重要依据。大便的通畅与主动脉夹层的治疗效果也有很大关系，故活血化瘀时常配合通腑泻热法，并且此患者出现狂躁主要是因为血热互结、瘀热扰乱心神所致，因此方用桃核承气汤加味治疗血热互结之狂躁症效果显著。

（黄 宏 李玉峰 韩文兵 雷 敏 王双玲）

浅谈从阳论治胸痹

摘要：胸痹心痛以逐年升高的发病率逐渐成为医疗热点，病因病机复杂，总以阳微阴弦为要。本文基于中医学阴阳理论，探讨阳气与胸痹心痛发病的关联，认为五脏阳虚均可致胸痹心痛。并依据阳气与该病的密切联系，认为在治疗胸痹的临床实践中必须重视扶助阳气。

关键词：胸痹；冠心病；扶阳；治则

当今社会，胸痹（即西医的冠心病）的发病率逐年升高，可达 3.94‰，死亡率为 0.54‰。有研究指出气虚、血瘀会引起冠状动脉病变，进而导致心脏器质性病变，俗称胸痹（冠心病）。基于治病求本的治疗理念，笔者将从阳论治胸痹治疗中的地位做一番回顾和探讨。

1 中医哲学的阴阳关系

《素问·阴阳应象大论》论述了阴阳学说与自然界万事万物的关系，包括天地伦理纲常和病理病机等。《素问·阴阳应象大论》中的"阳生阴长，阳杀阴藏"从阴阳学说角度论述了事物功能和病理病机的关系，说明事物都有互相对立的两面，既可以生长又能够收敛。从人体的生理病理的本质上进行了阐述，深刻影响传统中医学的哲学理论体系。《医理真传》中"阳行一寸，阴即行一寸；阳停一刻，阴即停一刻"指出阳者为主，阴者为辅，阳是人体实现生命机能和生理功能的基础，也是人类赖以生存的根本动力；气属阳，是血化生的动力，推动血液的运行；人类依靠阳气生存；如果一旦没有阳气，那么人的生命也就不存在了。《黄帝内经》中的"阳化气，阴成形"说明了阴阳和气形的对应关系和生化机能，气是无形的物质，形是有形的物质，气属阳，形属阴，阳是化生人类生命生活所需物质的基础动力，阴是构成人类生命生活物质形体的动力，二者互根互用。阳不仅能够化生阴，而且可以推动形体的生长发育。形体逐渐变大，功能逐渐完善，都需要阳的推动生化作用。人体中是"阳者为主，阴者为辅"的关系。人体阳气从人类诞生到死亡的整个生命过程中都发挥重要作用，万物的生长发育离不开太阳，人类的生存生长离不开阳气。华佗和张景岳都强调了阳气的重要性，认为阳气是生存的根本，不论是《中藏经》中的"阳者生之本……顺阳者生，顺阴者死"，还是《传忠录·辩丹溪》中的"凡万物之生由乎阳……阳来则生，阳去则死矣"，都为后世扶阳派的治病立法奠定了理论基础。扶阳派主张扶阳治病，认为"治病立法在于以火消阴"，无论是阳病还是阴病都可以扶阳治疗，以"扶阳抑阴"治阳病，以"用阳化阴"治阴病。

2 从阳论治胸痹的病因病机思考

《金匮要略·胸痹心痛短气病脉证治》点明了胸痹的病变部位、病因病机和治疗原则，"夫脉当取太过不及，阳微阴弦，即胸痹而痛"说明胸痹的病机是气血阴阳失调，"今阳虚知在上焦，所以胸痹、心痛者，以其阴弦故也"说明胸痹的病变部位是处于上焦的心脏，心阳虚是发病原因。我国根据胸痹的临床用药原则，将胸痹分为8个证型，一一记录在《中药新药临床研究指导原则》中，除此之外我国现有的中医教材也将胸痹按照病因病机分为7个证型，前者独有的证型为心肾阴虚、气阴两虚和气虚血瘀，后者独有的证型为心气不足和心阴亏损。目前主流医家对胸痹的认识基本一致，胸痹实属本虚标实之证，本虚为气血阴阳亏虚，标实为气滞、血瘀、寒凝、痰浊。心之火称为君火，与之相应，人身其他各脏腑之火统称为相火。《医宗金鉴》和《素问·天元纪大论》都阐明了君火和相火之间的关系，君火是主宰，相火是辅助，君火的兴盛衰亡决定相火的兴盛衰亡，君火能够决定和控制相火的衰弱旺盛程度，让相火保持相对平稳的状态，"而有常，静而有序是"相火的最佳状态，君火发挥调控作用，影响相火的运行规律、功能状态和兴衰程度，通过影响相火进而影响脏腑组织的生理机能，提高机体对环境的适应能力。相火是君火控制和调节五脏六腑组织的基础，君火是调控相火功能的统帅。

2.1 心阳与胸痹。《素问·灵兰秘典》曰："心者，君主之官，神明出焉。"心在五脏六腑中处于主导和"君主"地位。心属火脏，主动，性热而温煦，心主血脉，既能推动血液在血管中流动，又具有"化赤"的作用。心阳不足时,血液失去运行和化赤的动力,会导致血虚、气滞、内寒,影响机体的气血运行和水谷精微的正常运化,出现四肢虚寒,口唇青紫,畏寒肢冷,胸闷心悸,舌青紫等心阳虚症状。

2.2 肺阳与胸痹。肺主一身之气和呼吸之气,主气的宣发肃降和全身水道的运行;肺主行水,调节身体的津液代谢;全身血液都要聚集于肺,通过肺的宣发肃降输送到全身各部位,所以心肺联系紧密。肺的生理活动与阳气的温煦、推动功能密不可分。若肺中阳气不足,肺宣发肃降失职,则气无所生;无力治节血液运行,无力助心行血,则瘀血内生;肺阳衰弱,失去温煦推动能力,则津液输布失衡,形成痰饮;机体缺少卫气,难以抵御外邪,引发胸痹心痛。

2.3 脾阳与胸痹。脾运化水谷精微,影响水液吸收和输布,脾阳充足则能充分运化水谷精微,将水谷精微升散到全身各部,营养五脏六腑和组织器官,否则会导致水液聚集形成痰饮水湿,上焦受到内邪侵犯,产生胸痹心痛。《医学正传》认为胸痹心痛是寒证导致,"大寒触犯心君"。人类的饮食习惯和口味偏好都会影响脾阳,过度偏食肥腻食物,饮食不规律,喜爱生冷食物,都会导致痰湿加重,影响脾阳,以致胸阳不振遂发胸痹心痛。

2.4 肝阳与胸痹。肝五行属木,具有疏泄、条达、升发等功能,属于"阴体阳用"。肝维持气血和津液的运行,调畅气机。肝阳不足,会影响人的精神情志和消化吸收,气机不畅、气滞血瘀导致胸痹心痛。影响人的精神状态和情志活动,多思易忧,导致肝脾不合,进而气滞血瘀,或痰瘀互阻,日久伤阳,胸阳失扩,心脉痹阻而成胸痹心痛。

2.5 肾阳与胸痹。肾为先天之本,主藏精、主水和纳气,肾火即为相火。若肾阳不足,则水液代谢障碍,聚于体内,相火影响君火,肾阳影响心阳,温煦、化气功能失常,影响全身阳气盛衰,而见胸痹心痛。过度劳累,心肾之阳虚衰,鼓动无力,胸阳失煦,阴寒内侵犯，血运瘀滞，而发胸痹心痛。综上所述，五脏中乃至三焦内，无论哪个脏器的阳气不足，都会导致五脏六腑失衡，影响气血精液运行。《黄帝内经》中指出无论病情如何变化，不会超过"阴阳"大纲，倘若只见胸痹患者气血虚弱而一味补气养血，岂不违背治病求本的道理。

3　从阳论治胸痹的古今相承

秦汉时期，张仲景提出胸痹的病机为本虚标实，将之命名为胸痹心痛，并认为胸痹心痛的病机为"阳微阴弦"，由此分类辨证论治。

晋到唐代主要以温阳药物治疗胸痹，方术参见《备急千金要方》等，此时对于胸痹的治疗用药依旧延续仲景扶阳之法，施以温阳散寒、通阳宣痹、辛温开窍的方剂，主要使用温阳、散寒、行气药物，如附子、吴茱萸、麝香等。

宋金元时期的医家主要用散寒温中药配合行气活血药治疗冠心病，方剂参见《太平圣惠方》等，此时对于胸痹的治疗用药仍以附子、乌头、高良姜等散寒温中药为主。配合行气活血药麝香、木香的大量使用是这一时期治疗冠心病的一大特点。

明清时期温里药使用相对较少，直到清末，医家郑钦主张通过大剂量辛温药物治疗疾病，如几两的生姜、细辛、麻黄等，与一般医生有很大分别，其传人有吴佩衡、祝味菊等著名医家，提出人身立命以元阴元阳为本，且阳主阴随，以阳为主导。其理论基础上溯《易经》《黄帝内经》，中传《伤寒》心典，下采李东垣、张景岳、陈修园等诸医家之精华，其医理造诣渐臻上乘，在医林独成一家，后世尊其为火神派。

通过查阅1999～2016年所有与胸痹证候有关的文献，发现诸多现代医家对于扶阳治疗胸痹，不仅在理论上进行阐述，而且从临床上进行验证。

宋祥和等对30例胸痹患者，以扶阳为治疗原则，在西药常规治疗基础上运用稳心汤治疗4周，结果显示稳心汤可以降低患者血浆中Fib、IL-6、IL-8，并在改善心绞痛症状、缺血心电图、血液流变学及调节血脂等方面具有较好临床疗效。陈丽娟等对42例证属阳虚血瘀证的胸痹患者，以扶阳为治疗原则，在西药常规治疗基础上运用温阳活血方（制附子5g，蒲黄9g，赤芍15g，白芍15g，当归9g，枳壳6g，桔梗6g，炙甘草3g），治疗4周，观察治疗前及治疗后1～4周，每周临床症状及实验室指标等，并随访1个月，结果认为与另外44例对照组相比，治疗组在降低肌红蛋白、血栓素B_2、6-酮-前列腺素水平具有优势，并可明显改善患者的临床症状。秦鉴等对45例证属阳虚血瘀证的胸痹患者，运用宽胸散寒法，采用四逆加人参汤（黑附子15g，干姜20g，甘草9g，红参12g）治疗，对照组用复方丹参片治疗，治疗4周，结果显示胸痹发作缓解显效显效31.1%，改善48.9%，总有效率为80%；心电图显效26.7%，改善42.2%，总有效率为68.9%；导联心电图ST段下降总导联数（NST）和ST段下降总和（2ST）均有明显下降，平均每周胸痹发作次数，每次疼痛持续时间及每周硝酸甘油用量均显著减少；血清超氧化物歧化酶（SOD）明显升高，丙二醛明显降低。陈寿松等对54例证属阳虚气滞血瘀证的胸痹患者，采用温阳益气汤治疗。结果总有效率为92.5%。钱之平等对60例胸痹患者分为30例治疗组（参附注射液），30例对照组（复方丹参注射液），结果治疗组和对照组临床有效率分别为63.3%和42.3%，参附注射液治疗胸痹，在症状改善、心电图改善、硝酸甘油停减率及临床心功能改善方面明显优于对照组，说明益气温阳法治疗胸痹效果更优。邱志楠对96例胸痹患者采用扶阳益气汤治疗，对照组80例服心痛定，结果治疗组总有效率达90.6%，对照组为70%，提示扶阳益气法治疗胸痹有一定价值。

4 结论

通过文献整理与分析表明，历代医家治疗胸痹均十分重视扶助阳气。中医强调治病求本，扶阳是扶助人体正气，治疗胸痹的有效方法。阳气是人体生长发育的基础动力，它能够生化人体生长发育需要的基础物质（精气血津液），提高人体抵抗力，抵御外邪入侵，阳气足则身体康健；阳气不足则容易受到外邪侵扰，导致五脏六腑的阳虚病变。目前医学界主张使用活血化瘀、益气活血的方法治疗胸痹。然而，结合治病求本的治疗原则，胸痹发病本在"阳虚"。本文基于对古今文献回顾，认为在活血化瘀、益气活血等疗法治标以外，于本病缓解期求本治疗尤为关键，在治疗胸痹的临床实践中必须重视扶助阳气。

（修晟尧　肖　珉　黄　宏　姜　旭　贾君迪　李玉峰）

论"病痰饮者，当以温药和之"

"病痰饮者，当以温药和之"出自《金匮要略·痰饮咳嗽病脉证并治第十二》，是针对痰饮病的基本治疗原则，是传统中医基本理论的重要组成部分，对后世痰饮病的治疗产生了深远的影响。昔人所谓怪症多属痰，只有掌握痰饮病理论，方可遇疑难杂症得心应手、建立奇功，今不揣愚陋，试从痰饮病的渊源、病机、治法以及在心血管疾病中的应用来略陈管见，以期斧正。

1　痰饮病的渊源

痰饮病的理论最早源于《黄帝内经》，但《黄帝内经》只有"饮"的论述，并无"痰"的记载。如《素问·五常政大论》曰："太阳司天……湿气变物，水饮内蓄，中满不食。"又云："岁土太过，雨湿流行，肾水受邪，甚则饮发，中满食减。"《素问·六元正纪大论》亦曰："太阴所至，为积饮痞膈。"

汉代张仲景最早把"痰饮"明确定义为病名，在《金匮要略·痰饮咳嗽病脉证并治第十二》对痰饮病的成因、发病机制以及治法进行了较为详尽的论述，可认为是中医痰饮病理论形成的基本渊源。张仲景所述之痰饮有广义与狭义之分，广义之痰饮包括痰饮、悬饮、溢饮、支饮，为诸饮的总称。而狭义之痰饮是上述四饮之中所及的"痰饮"，即《金匮要略·痰饮咳嗽病脉证并治第十二》中所谓之"其人素盛今瘦，水走肠间，沥沥有声，谓之痰饮"，是指水饮之邪停留于肠胃引起的一系列病理表现。

"痰"字在汉唐时期与"淡""澹"相通。《说文解字》曰："澹，水摇也。"说明痰饮具有流动水行之特征。宋代杨士瀛在《仁斋直指方》中明确提出痰与饮的区别，根据其形质不同将痰饮分为两类，如"稠浊者为痰，清稀者为饮"。明代张景岳《景岳全书》中指出："痰之与饮，虽曰同类，而实有不同也。盖饮为水液之属，凡呕吐清水及胸腹膨满，吞酸嗳腐，渥渥有声等证，此皆水谷之余，停积不行，是即所谓饮也。若痰有不同于饮者，饮清澈而痰稠浊，饮唯停积肠胃，而痰则无处不到。水谷不化而停为饮者，其病全由脾胃；无处不到而化为痰者，凡五脏之伤，皆能致之。"张景岳指强调"饮"则唯停于肠胃，饮之由来全由脾胃失调引起，而痰则无处不到，且可导致五脏之伤。

喻昌对四饮又做了进一步阐释，他说："痰饮者，水走肠间，沥沥有声；悬饮者，水流胁下，咳唾引痛；溢饮者，水流行于四肢，汗不出而身重；支饮者，咳逆倚息短气，其形如肿。一由胃而下流于肠，一由胃而旁流于胁，一由胃而外出于四肢，一由胃而上入于胸膈。"其中水饮下流于肠者即痰饮，旁流于胁者即悬饮，出于四肢者即溢饮，上入胸膈者即支饮。明确地指出了四饮是因水饮贮留于不同部位而形成的。

2　痰饮的病因病机

最早在《素问·经脉别论》中对水液代谢的生理过程进行了概括，指出："饮入于胃，游溢精气，上输于脾，脾气散精，上归于肺，通调水道，下输膀胱，水精四布，五经并行。"清代邹澍曰："水者，节制于肺，输引于脾，敷布于肾，通调于三焦、膀胱。"明确指出正常水液代谢与肺、脾、肾、三焦、膀胱等脏腑密切相关。《类证治裁》曰："痰饮皆津液所化，痰浊饮清，痰因于火，饮因于湿也。痰生于脾，湿胜则精微不运，从而凝结；饮聚于胃，寒留则水液不行，从而泛滥。"《外台秘要》指出："痰饮者由气脉闭塞，津液不通水饮气停在胸腑，结而成痰，又其人素盛今瘦水走肠间，漉漉有声，谓之痰饮。"均指出痰饮均为津液所化，当水液代谢出现异常，或因于火，或因于脾困等，均可使结而成痰。

痰饮病的形成与肺、脾、肾、三焦等多个脏腑相关。生理情况下肺为水之上源，主宣发肃降，通调水道；若肺失宣降，通调失司，水津失于布散，则聚而成痰。脾属中焦，主司运化水湿，且为气机升降之枢纽，既可将精微上输于肺，又可向周身布散。若湿邪困脾或脾虚不运，均可使水谷精微失于运化，聚而为痰为饮。肾主水，主司水之气化，气得温则化，水得温则行，若肾气不足，气化失司，则致水湿泛滥而内生痰饮。三焦为水液运行之通道，若三焦功能失调，必致水停为患。

3 痰饮的致病特点

痰饮形成后，可外泛滥于肌肤，可内停于脏腑，可积于骨髓，可随气行于筋脉，几乎周身疾病均可与痰饮有关。如《明医杂著》曰："升于肺者，则喘急咳嗽；迷于心，则怔忡恍惚；走于肝，则眩晕不仁，胁肋胀痛；关于肾，不哈而多痰唾；留于胃脘，则呕泻而作寒热；注于胸，则咽膈不利，眉棱骨痛；入于肠，则漉漉有声，散则有声，聚则不利。"《类证治裁》曰："在肺则咳，在胃则呕，在心则悸，在头则眩，在背则冷，在胸则痞，在胁则胀，在肠则泻，在经络则肿，在四肢则痹，变幻百端，昔人所谓怪症多属痰。"总之，痰饮致病特点多影响气机升降出入，症状常变化多端，病情多缠绵难愈，致病常昼轻夜重。

4 "温药和之"是痰饮病的基本治疗法则

《金匮要略·痰饮》"病痰饮者,当以温药和之"是张仲景所创痰饮病的基本治法,至今仍有深刻的指导意义。

"温药"是指具有温热之性的药物,包括甘温、苦温、辛温之药物。甘温能补、能缓,可通过补益肺、脾、肾等脏腑,以复其正常生理功能,以达运化水液、气化津液之目的,使水液失于聚集,则痰饮可化。苦温能燥湿、助阳化湿,脾脏喜燥恶湿,脾土得燥,则水湿得运,同时水湿得温则化,从而痰饮得散。辛温药物善行、善能散,可通过开鬼门洁净府,使水液得以温散,给饮邪以出路,从而达到散除水饮之邪的目的。

"和之"的含义在《说文解字》中言:"和,相应也,从口,禾声。"取其平和、调和之意。"和之"是指应用温药要温和,不可过之,以和为度,温补阳气使五脏温煦,阳气得复,以逐水饮,不可过于刚燥化火而伤阴,而应以"和之"为原则。

关于"温药和之"有以下 6 点理解。

4.1 痰饮病的形成。是以人体阳气虚弱为基础,且饮为阴邪,最易伤人阳气,阳气被伤则寒饮难以运行,因此,阳虚与饮邪互为因果,容易形成恶性循环。因此,温运"阳气"对治疗痰饮病、打断上述恶性循环、恢复水液正常代谢至关重要。正如《素问·生气通天论》所言:"阳气者,若天与日,失其所,则折寿而不彰,故天运当以日光明。"温补阳气为治疗痰饮病证的基础,阳气振奋,则阴霾自消。

4.2 适当应用温法,选择温药。即有"一分"痰饮则选择一分"温药",而不可选择"两分",即应用温法、选择温药要适当、适可,不可过于温燥,以免过燥伤阴伤正。张仲景立法以"温药"和之而非"热药"即包含此意在内。

4.3 痰饮当图"缓治"。痰饮多久病,为阴湿之患,不能速生,亦难以速去,病势缠绵,病程较长,"和之"含缓和之意,谓痰饮病的治疗不可以峻补峻攻，以缓图之为要。在选择用药方面，切不可久用大热、大寒之品，做到中病即止，防止过用而耗夺正气，以避虚虚之戒。

4.4 治疗痰饮，当顾护正气。即在顾护正气的前提下，采取驱除饮邪的治疗措施，权衡人体正气与邪气的标本缓急关系，既要驱除痰饮之邪气，更要固人体之正气，这正是"正气为本"思想的体现。顾护正气当首先顾护脾胃，张仲景在辨治痰饮病过程中，始终不忘温运中焦、和脾胃以调中、顾护脾胃，因为脾胃健运则"游溢精气，上归于肺，通调水道，下输膀胱，水精四布，五经并行"，若脾胃被伤，不仅痰饮不除，而且影响病变转归。张仲景应用甘遂半夏汤、十枣汤等逐饮重剂，均采用甘草、蜜、大枣、糜粥等顾护脾胃，使留饮去，正气顾，充分体现了攻逐饮邪同时"安正气、顾脾胃"的重要性。

4.5 治痰先治气，气顺痰自消。痰饮乃津液停聚为患，津液的功能贵在流动，津液的流动需要气的推动，治疗痰饮除用温性药外，还应该加理气药，推动水饮的输布和气机的畅通，故理气为治疗痰饮的必备之法。正如《丹溪心法》说"善治痰者，不治痰而治气，气顺则一身之津液亦随气而顺矣……人之气道贵乎顺，顺则津液流动，决无痰饮之患"，有利于痰饮的治疗。

4.6 根据具体辨证综合施治。"和"者，平和也，具有平调人体之脏腑、经络、气血、阴阳、表里、上下、内外、前后之功能。面对患者虚实夹杂、寒热错杂、病邪交杂等复杂病证时，选择温药、应用温法同时应当兼顾其他病证，如祛邪扶正兼施、寒热并用，以"和"为贵，"谨察阴阳所在而调之，以平为期"。根据不同病证、不同病位，可适当选择汗、吐、下、温、清、消、补等治法，以调和阴阳为根本。

5 "病痰饮者，当以温药和之"在心血管疾病中的应用

张仲景关于痰饮证治的思想在心血管系统疾病中应用广泛，对心血管疾病的治疗具有重要的指导意义。

5.1 冠心病心绞痛。冠心病心绞痛多归属于中医"胸痹心痛"范畴。张仲景在《金匮要略·胸痹心痛短气病脉证治》明确提出"胸痹"根本病机为"阳微阴弦"，由于胸阳不足，阴寒之邪（寒邪、痰饮、水邪）痹阻心脉所致，临床表现多见胸背痛、心痛彻背、背痛彻心、喘息咳唾、短气不足以息、胸满、气塞、不得卧、胁下逆抢心等症，并有时缓时急的发病特点。治疗上以温通散寒、宣痹宽胸为法，制定了药简效宏的瓜蒌薤白系列方剂，如："胸痹之病，喘息咳唾，胸背痛，短气，寸口脉沉而迟，关上小紧数，瓜蒌薤白白酒汤主之。""胸痹，不得卧，心痛彻背者，瓜蒌薤白半夏汤主之。""胸痹，心中痞气，气结在胸，胸满，胁下逆抢心，枳实薤白桂枝汤主之，人参汤亦主之。""胸痹，胸中气塞、短气，茯苓杏仁甘草汤主之，桔枳生姜汤亦主之。""胸痹缓急者，薏苡附子散主之。心中痞，诸逆心悬痛，桂枝生姜枳实汤主之。""心痛彻背，背痛彻心，乌头赤石脂丸主之。"以上均包含"温药和之"的治疗思想在内。在临床工作中，冠心病心绞痛病症辨证为痰饮证患者，应用瓜蒌薤白剂系列方剂加减应用，确有良效。

5.2 心力衰竭。心力衰竭患者多以咳逆倚息，短气不得卧，多伴有下肢水肿为典型症状，可见于多种心血管疾病的严重或终末阶段，其病机多为久病心阳受损，痰瘀壅滞，水饮内停所致。针对心力衰竭阳虚饮停、上凌心肺的病机，采用温运阳气、健脾利水、泻肺涤饮的治疗方法，从痰饮论之常取得较好疗效。痰饮为阴邪，非温不化。苓桂术甘汤作为"温药和之"的代表方，具有温阳化饮之功，偏于温脾阳，以治本为主。又《金匮要略·痰饮病脉证病治》用葶苈大枣泻肺汤治疗"支饮不得息"，其具有

泻肺涤饮之功，长于泄肺中壅滞，治标为辅。两方配合应用正可兼顾心衰阳虚为本，痰饮上泛为标的病机特点。首都名医郭维琴教授针对心力衰竭病机定义为"气虚血瘀、阳虚水泛"，以自拟方剂"益气泻肺汤"治疗心力衰竭气虚血瘀、阳虚水泛证取得良好效果，亦是"病痰饮者，当以温药和之"学术思想的应用发挥。

综上所述，痰饮是指体内水液输布运化失常，停积于某些部位的一类病证。痰饮的形成是由于肺、脾、肾三脏的气化功能失调，水谷不得化为精微输布周身，津液停聚，变生而致。三脏之中，脾运失司，首当其要。痰饮病的治疗以"当以温药和之"为总的大法和原则。张仲景关于痰饮证治的思想对后世产生了深远的影响，对于临床各学科多种临床病症尤其是重大疑难疾病如心脑血管疾病、恶性肿瘤等均具有重要的指导意义。如何传承创新，将张仲景痰饮病证论治思想与现代科学技术结合，开发出创新性成果，将是摆在我们所有医务工作者面前的重要课题，值得深入研究和探讨。

（李玉峰）

室性早搏"心风内动"中医病机探讨与临床实践

室性早搏，亦称为室性期前收缩，是最常见的心律失常之一，可见于多种疾病过程中，现代医学中许多器质性或功能性疾病，如冠心病、风湿性心脏病、高血压性心脏病、肺源性心脏病，以及贫血、甲亢、心脏神经官能症等，均可引起心脏搏动频率、节律发生异常而发生期前收缩，临床表现为心慌、心悸，患者自觉心中悸动、心慌不安甚至不能自主，并伴有心前区不适感。中医学中多将室性早搏归于"心悸""惊悸"和"怔忡"的范畴，多呈阵发性，每因情志刺激或劳累、受凉感冒后诱发，并常与胸闷、气短、失眠、健忘、眩晕、耳鸣等并见。

1 室性早搏现代医学进展

室性早搏是在临床中通过心电图监测发现的最常见的室性心律失常，24小时动态心电图监测发现，约有39%的正常人至少发生一次室性早搏，约4%的人24小时内发生超过100次的室性早搏。室性早搏可发生在有器质性心脏病的患者，如冠心病、风湿性心脏病及高血压性心脏病等；亦可发生于无器质性心脏病的正常人，如药物影响、电解质紊乱、激素水平变化、自主神经功能失常及不良生活方式等因素。患者常有心悸、气短、乏力、心跳停搏感，甚至出现黑矇、晕厥，严重者可危及生命。在分子及基因学水平上相关研究发现，在动物实验中，心力衰竭的晚钠电流、心肌梗死边缘带的IL-8表达与室性心律失常发生相关；小电导钙激活的钾通道、心脏自主神经的不均一重构均参与心律失常的发生。现普遍认为，大多数室性早搏是由折返、自律性异常和触发性激动引发的。研究发现，频发室性早搏会导致左室扩大、左室功能障碍进而发展为心肌病，甚至导致心脏功能衰竭或引发恶性室性心律失常。关于室性早搏的治疗，西医主要包括药物治疗和非药物治疗两个方面，广泛使用的抗心律失常药物主要有钠通道阻滞剂、β受体阻滞剂、钾通道阻滞剂和慢钙通道阻滞剂4类；非药物治疗以射频消融术为主。但多数抗心律失常药物同时也具有致心律失常作用及其他不良反应，如停搏和传导阻滞，而射频消融术适应证较为严格，且为有创操作，有一定风险，限制了其临床使用。

2 室性早搏中医学认识

中医学中无室性早搏名称，多将早搏归于"心悸""惊悸"和"怔忡"的范畴。

2.1 "心悸"的历史沿革。《黄帝内经》虽无心悸或惊悸、怔忡之病名，但有类似症状记载，如《素问·举痛论》："惊则心无所倚，神无所归，虑无所定，故气乱矣。"以及"心中澹澹大动""心如悬若饥状""心惕惕如人将捕之"等。并认为其病因有宗气外泄，心脉不通，突受惊恐，复感外邪等，并对心悸脉象的变化有深刻认识。《素问·三部九候论》说："参伍不调者病。"最早记载脉律不齐是疾病的表现。《素问·平人气象论》说："脉绝不至曰死，乍疏乍数曰死。"最早认识到心悸时严重脉律失常与疾病预后的关系。汉代张仲景在《伤寒论》及《金匮要略》中以惊悸、心动悸、心下悸等为病证名，认为其主要病因有惊扰、水饮、虚损及汗后受邪等，记载了心悸时表现的结、代、促脉及其区别，提出了基本治则及炙甘草汤等治疗心悸的常用方剂。宋代《济生方·惊悸怔忡健忘门》率先提出怔忡病名，对惊悸、怔忡的病因病机、变证、治法作了较为详细的记述。《丹溪心法·惊悸怔忡》中提出心悸当"责之虚与痰"的理论。明代《医学正传·惊悸怔忡健忘证》对惊悸、怔忡的区别与联系有详尽的描述。《景岳全书·怔忡惊恐》认为怔忡由阴虚劳损所致，且"虚微动亦微，虚甚动亦甚"，在治疗与护理上主张"速宜节欲节劳，切戒酒色""速宜养气养精，滋培根本"。清代《医林改错》论述了瘀血内阻导致心悸怔忡，记载了用血府逐瘀汤治疗心悸每多获效。

2.2 现代医家对心悸的认识。现代医家多认为心悸的病机属本虚标实，虚者因气血阴阳亏损、失调导致心失所养，实者乃气滞、痰浊、水饮、瘀血等病理因素阻滞，气血运行不畅，心神失养，发为心悸、怔忡。如邓铁涛教授认为，心悸病机特点阴阳亏损内虚为内因，为本，痰与瘀是并发病因，为标，治疗上注重调脾护心，标本兼治；晏明英等认为心阳不振，心血不足为本，痰浊、瘀血阻滞为本标，拟方通冠复脉汤奏益气养阴，活血化痰，通冠复脉之功。中医药在治疗室性早搏方面具有调整人体整体机能、长期应用无明显不良反应等优势，越来越多的研究表明中医药在改善临床症状及生活质量方面疗效显著，不良反应明显少于传统抗心律失常西药。

3 "心风内动"病机认识

3.1 风邪致病特点。《黄帝内经》就记载有"风为百病之长"之说。风为春天主气,四季皆有风产生,且无所不在。风流动不居,善行数变,有升发向上、易袭阳位等特性。

3.1.1 轻扬开泄。风为阳邪,其性轻扬升散,具有升发、向上、向外的特性。所以风邪致病,易于伤人上部,易犯肌表、腰部等阳位。肺为五脏六腑之华盖,伤于肺则肺气不宣,故现鼻塞流涕、咽痒咳嗽等。风邪上扰头面,则现头晕头痛、头项强痛、面肌麻痹、口眼歪斜等。风邪客于肌表,可见怕风、发热等表证。因其性开泄,具有疏通、透泄之性,故风邪侵袭肌表,使肌腠疏松,汗孔开张,而出现汗出、恶风等症状。心居阳位,心属阳脏,故风邪可侵袭于心,引起心悸、心神不宁等症状。

3.1.2 善行数变。风善动不居,易行而无定处。"善行"是指风邪具有易行而无定处的性质,故其致病有病位游移,行无定处的特性。如风疹、荨麻疹之发无定处,此起彼伏;行痹(风痹)之四肢关节游走性疼痛等,均属风气盛的表现。"数变"是指风邪致病具有变化无常和发病急骤的特性。如风疹、荨麻疹之时隐时现、癫痫、中风之卒然昏倒,不省人事等。因其兼夹风邪,所以才表现为发病急,变化快。总之,以风邪为先导的疾病无论是外感还是内伤,一般都具有发病急、变化多、传变快等特征。

3.1.3 风性主动。是指风邪致病具有动摇不定的特征。常表现为眩晕、震颤、四肢抽搐、角弓反张、直视上吊等症状,故称"风胜则动"。如外感热病中的"热极生风",内伤杂病中的"肝阳化风"或"血虚生风"等证,均有风邪动摇的表现。

3.1.4 风为百病之长。风邪是外感病因的先导,寒、湿、燥、热等邪,往往都依附于风而侵袭人体。如:与寒合为风寒之邪,与热合为风热之邪,与湿合为风湿之邪,与暑合则为暑风,与燥合则为风燥,与火合则为风火等。所以,临床上风邪为患较多,又易与六淫诸邪相合而为病。故称风为百病之长、六淫之首。

3.2 风邪致悸。风邪致心悸早有记载，唐宋以前医家多注重外风致病，认为心悸多为本虚而感受风邪为病，如汉代张仲景《金匮要略》中载"虚劳诸不足，风气百疾，薯蓣丸主之"，虚劳之人受"风气"侵袭，心中出现烦而悸等表现，在治疗上强调了补虚益气祛风。隋代巢元方《诸病源候论》中载"风惊悸者，由体虚，心气不足，心之府为风邪所乘，或恐惧忧忧迫，令人气虚。亦受于风邪，风邪搏于心，则惊不自安，惊不已，则悸动不安。"论述了体虚，心气不足，心之府为风邪所乘而致心悸、悸动不安。唐代孙思邈在《备急千金要方》中记载了诸多治疗心气不足，风邪致悸的方剂，如镇心汤，镇心丸等，擅长风药的运用。宋代《太平圣惠方》中载"夫心虚则多惊，胆虚则多恐，此皆气血不实，腑脏虚伤，风邪所干，入于经络，心既不足，胆气衰微，故令神思恐怯而多惊悸也"，强调了心胆气虚，又外受风邪而致惊悸发病，治疗上应用茯神丸、人参丸等养心安神之品。《圣济总录》中载："风邪易乘，其证或心神惊悸，手足颤掉，筋脉拘急。凡此之类，皆因虚挟风所致，法宜补药中加以治风之剂。"阐述了风邪趁虚而侵心，治疗上强调使用补虚祛风之品。

后世医家对风邪致悸理解愈发深入，认识到内风致悸的重要性。明代朱丹溪《丹溪心法》云："湿土生痰，痰生热，热生风也。"亦提及了由湿、痰、热而内生之风，体内痰湿聚而化热生风侵扰于心而发心悸。

清代叶天士《临证指南医案》"心血气虚，内风泛越，风阳内扰，则心悸不寐""肝阴不足，血燥生热，热则风阳上升……风阳内扰，则营热心悸"，并指出："内风乃身中阳气之变动，肝为风脏，因精血衰耗，水不涵木，木少滋荣，故肝阳偏亢，内风时起"强调了风阳上升、风阳内扰，则引起心悸，明确了气血亏虚、虚风内动的病机，由于心气血亏虚，心体失濡养，日久虚风内动，扰动心神，神不守舍，故出现心悸、不寐的症状。唐宗海《血证论》

中提到："怔忡，又名心跳，心为火脏，无血以养之，则火气冲动，是以心跳。血属阴，心血不足，生内热而致心悸之证。"表明血虚无以养心，心阴不足无以安心之阳，阴阳失调和，心阳偏盛而生热动风以扰心，强调了血虚生风。李用粹云："阴气内虚，虚火妄动，心悸体瘦，五心烦热，面赤唇燥，左脉微弱，或虚大无力者是也。"论述了体内阴虚，虚火妄动生风内扰于心的临床表现，强调了阴虚动风。故内风包含痰热生风、热极生风、肝风内动、血虚生风、阴虚风等。

3.3 "心风"。"心风"一词最早在《素问·风论》中有记载，描述为"心风之状，多汗恶风，焦绝善怒吓，赤色，病甚则言不可快，诊在口，其色赤""以夏丙丁伤于风者为心风。"论述了"心风"的症状及与发病季节的关系。陈延之在《小品方》中载："夏丙丁火，南方汤风，伤之者为心风，入胸胁腑脏心俞中，为病多汗，恶风，憔悴，喜悲，颜色赤，洞泄清谷"，宋代《太平圣惠方》中亦载有"心中风"的概念。此处论述的"心风"多指外风侵于心而发病致心体动摇，并多伴有表证。

"心风"有外风和内风之分。孙思邈在《备急千金要方》中载："凡脉气衰，血焦发堕，以夏丙丁日得之于伤风，损脉为心风……故曰，心风虚实候也"，提出因虚而受外来风邪侵袭而为"心风"，并明确提出为本虚标实之证。《诸病源候论·风惊悸候》"风惊悸者，由体虚，心气不足，心之府为风邪所乘，心藏神，而主血脉。心气不足则虚，虚则血乱，血乱则气并于血，气血相并，又被风邪所乘，故惊不安定。"其中风惊悸即为心气不足，血行逆乱，又为风邪侵袭，为本虚基础上受到外风所乘，而发为心悸。

另外，古代部分医家将"心风"视为神志错乱、心神恍惚甚至为癫、为狂等症之病机，与本文所述"心风"病症不同，但其中医病机有相似之处。如明代龚廷贤在《寿世保元》中载："论心风者何？盖君火在心，因怒发之，相火助盛，痰动于中，胁气上攻，迷其心窍，则为癫、为狂，所怒之事，胶固于心，辄自言谈，失其条序，谓之心风，与风无干也？若痰不盛，则有感亦轻"，表明痰与火可上扰于心致心神动摇，失去条序，称为"心风"；《证治汇补》云："心风一症，精神恍惚，喜怒不常，言语或时错乱……亦痰气所谓也"表明痰可致心体受扰生风，出现"心风"；"有心经蓄热，发作不常，或时烦躁，鼻眼觉有热气，不能自由，有类心风"提及心经之热扰心可致"心风"。《古今医统大全·心风门》"此曰心风者，非若外风入中，甚言其变常无定，恍惚不仁。而心之病，诚若风之魔也。此皆七情五志久逆所生……心风则由七情五志久逆不遂，戴人所谓肝屡谋，胆屡不决，屈无所申，怒无所泄。心之官则思，甚则心血日涸，脾液不行，痰迷心窍，则成心风，属虚者多"。认为"心风"所致心神不宁、恍惚不定属虚证为多。

3.4 "心风内动"。《素问·风论》"风者，善行数变"。室性早搏的发作特点为突发突止，变幻无常，急骤多变，与中医理论中具有"善行数变"特征的"风"有相似之处。《素问·阴阳应象大论》曰"风胜则摇"。笔者发现，在超声以及放射动态影像下可见到室性早搏发生时心脏的异常收缩变化，可表现为类似于"震颤、抖动"的表象，心脏搏动出现节律异常、心脏异常收缩且往往变化无常、突现突止，这与中医"风"的特点非常相似。《素问·至真要大论》"诸暴强直，皆属于风"。因此笔者将室性早搏中医病机归于"风"证。由于风证发生于心体，故称之为"心风"，据此笔者提出室性早搏"心风内动"中医病机观点。

"心风"可因感受外来之风邪侵袭导致心体风动，也可为因虚失养或痰、热等扰心等病理因素而致心生内风。内生之"心风"多为心气血亏虚、心阴虚损、心阳不振的基础上，心体失于气血濡养、阴液滋养、心阳温煦从而虚风内动。"心风内动"是由于内生之"心风"扰动心体，引起心体动摇，临床可见心悸、悸动不安、心跳间歇感等症状。

笔者认为，"心风内动"的发生往往由于年老体虚，或因久病或过于劳累耗伤气血，气血不足，在心体失养的基础上，虚风内动，扰动心体，从而心体风动引发心悸，其病机以心体亏虚为本。"心风内动"多属本虚标实，本虚可因心阴不足，阴血暗耗；或心阳虚弱，心失温养；或气血不足，心失濡养，从而导致心神动摇如"风"之象，为因虚生"风"；标实者除肝阳、热邪、痰热等化生之内风扰心，水饮、血瘀、痰湿等其他病邪扰及心体，均可使心神动摇如"风"之象而发病，并可与"虚风"共同致病。"心风"多以心体亏虚为本，内生虚风为病理变化，此为"心风内动"核心病机。

3.4.1 阴阳亏虚，虚风内动。

3.4.1.1 心血不足，心失濡养，虚风内动。失血过多，或脾胃亏虚、血液生化不足，或思虑过度、阴血暗耗可导致心血不足。心血亏虚，心失去血液的濡养，虚风内动，发为心悸。心血亏虚日久可导致心阴不足。同时劳心过度，或久病失养，或情志内伤，或气郁化火，气火内炽，心肝火旺都可导致心阴亏损。《伤寒论》中载："少阴病，得之二三日以上，心中烦，不得卧，黄连阿胶汤主之"。陈修园的《伤寒论浅注》中载："上焦君火之气，不能下注于水阴，故不得卧；宜壮水之主，以制阳光，以黄连阿胶汤主之"。张景岳的《景岳全书》中载："怔忡之病……此证惟阴虚劳损之人乃有之"。《临证指南医案·中风》谓："倘精液有亏，肝阴不足，血燥生热，热则风阳上升……风阳内扰，则营热心悸。"以上均指出，心阴虚无法制动阳气，阳气上亢化风，扰动心体，心风内动。老年人肝阴不足，导致风阳上扰，累及于心，则心火偏亢，热扰心神，心风内动，可引起心悸。心与肾关系密切，若肾水亏虚，不可制约心阳，心阳灼伤心阴，心阴不足，心体亏虚，虚风内动，亦导致心悸不安。

3.4.1.2 心阳不振，心失所主，悸动不安。久病体虚，或年老体弱，或禀赋素虚，肺脾气弱，宗气不足，贯心脉而行气血的功能减退；或汗下太过或失血太过，气随津伤均可导致心气不足。

心气，是鼓动心主神明、心主血脉功能正常发挥的动力，心气充足，神明、脏腑、血脉充盈得养，若心之本脏失去鼓动之力，心中空虚惕惕而动。心气虚进一步发展必会损及心阳，心阳亏虚，失于温煦，鼓动之力尤差而心悸、怔忡之症状尤为明显。心阳亏虚也可由于痰浊、水饮等阴邪停留或外感阴寒邪气，或血瘀日久，痹阻、损耗心阳；或慢性疾病耗损心阳。阳主动，阳气充盈，则心主血脉，主节律的功能正常，心脏跳动有序。心阳不振，则心主血脉，鼓动心脏跳动的功能减弱，则心脏跳动失去原有的节律。《黄帝内经》中"阳气者，精则养神，柔则养筋"，阳气充盛，可以化生阴血，濡养精神，滋养筋脉。阴阳互根互用，相互滋生。若阳气亏虚，则津液、阴血会相应亏虚，导致心失温煦，心神失养，则心风内动，出现心悸。老年人年老体衰，肾阳亏虚，心阳根源于肾阳，肾阳不足，则心阳虚衰，无以温养心之本脏，"心风内动"故见心中悸动不安。张仲景的《伤寒论》中载："若下之，身重心悸者，不可发汗，当自汗出乃解。"描述了表证误治，应用下法损伤心阳后导致心悸；"发汗过多，其人叉手自冒心，心下悸，欲得按者，桂枝甘草汤主之。"描述了过汗，心中阳气随汗外泄而耗损，心失温煦，心无所主，水气上犯导致心悸。

3.4.2 实邪扰动，激发心风。

3.4.2.1 痰浊阻滞，扰动心神，心风内动。体内水液输布运化失常，化而为痰，受到阳气的煎熬成为痰浊。"脾为生痰之源"，脾气亏虚，水液代谢失常，痰浊内积，痰浊阻滞心脉，心失所养，虚风内动，夹杂痰浊扰乱心神，心主血脉的功能失常，心风内动，心脏正常跳动的节律被打破，导致心悸。现在人们多嗜食肥甘厚味，极易伤及脾胃，聚湿生痰，痰浊内蕴化火，痰火扰心神，心主血脉功能受到侵犯，心风内动，出现心悸。患者素体痰湿内盛，再加上生活节奏加快，生活压力变大，情志不畅，郁而为痰，痰郁日久化火，扰乱心神，君位不安，心风内动，发为心悸。外感湿邪，浸渍肌肉，由表及里，困遏脾土，水湿不化，痰浊盘踞，日久化热，耗伤心气、心神，心主血脉，主节律的功能失常，发为心悸。心体亏虚，兼杂痰浊实邪，虚实夹杂，阻滞心脉，心体亏虚严重，心风尤甚。

3.4.2.2 水饮凌心，逆犯心体，心风内动。外感寒湿，水湿之邪侵袭卫表，卫外之阳先伤，肺气不得宣布，湿邪浸渍肌肉，由表及里，困遏脾的气化功能，水津停滞，积而成饮。嗜食生冷，中阳暴遏，脾不能运，湿从内生，津液停而为饮。久病体虚，伤及脾肾之阳，水液失于输化，亦可化饮。《黄帝内经》所谓："饮入于胃，游溢精气，上输于脾，脾气散精，上归于肺，通调水道，下输膀胱，水津四布，五经并行。"心阳不振加肺脾气虚，不能布散津液，留而为饮，或水气上冲，上凌于心，心体、心神被扰，发生心悸。《血证论》认为："血不利则为水"。瘀血形成后阻滞三焦气机，水液代谢失常，化为水饮。心为君主之官，水饮上犯凌心，则心主血脉、主神明的功能受到侵犯，心不能正常发出冲动，主节律的功能异常，心体出现不自主地抖动，心风内动，发生心悸。心阳不振，"虚风内动"兼杂水饮实邪，虚实夹杂，心主血脉、主节律的功能减弱，"心风"更甚。

3.4.2.3 心血瘀阻，阻滞心脉，心风内动。心血瘀阻常由心气虚或心阳虚，血运无力导致心脉瘀阻。气行则血行，心气耗伤，不能推动血液的运行，血液滞留于心体，心脉瘀阻，心体得不到血液的灌注，心失所养，则发为心悸。老年人年老体衰，正气亏虚，肾气不足，气虚日久耗伤阳。心阳不振，血运无力，血液瘀滞，日久成瘀，痹阻心脉，心神失养，"心风内动"，故见心悸同时伴有胸痛之症。阴血亏虚，不能充盈血脉，同时阴虚生热，煎灼血液，则血运不畅，最易形成血瘀，瘀血日久亦可化火生热，耗伤阴液，不能濡养心神，导致"心风内动"，发生心悸。《灵枢》："心者，五脏六腑之大主也……故悲哀愁忧则心动，心动则五脏六腑皆摇。情志内伤，可扰乱心神，导致"心风内动"。情志不畅，肝失疏泄，肝气郁结，气滞血瘀，脉道不畅，精微物质不能濡养心体，心体亏虚，虚风内动发为心悸。心体亏虚，同时兼瘀血这一实邪，虚实兼杂，阻滞心脉，导致气血不能布散心体，心体愈加亏虚，则心风愈烈。

4 "心风内动"与室性早搏

笔者认为，室性早搏引起心悸是由于心体动摇所致，其特征如"风"之象，如《素问·风论》中所载："风者，善行数变。"《素问·六元正纪大论》云："风盛则动""风胜乃摇"，其或因外风直中或因内风扰心。外风可由表入里或直中于心而致心悸，多见于外感邪气引起的室性早搏，而"内风"致悸在临床更为多见，多见于内伤疾病引起的室性早搏。

室性早搏发生是由于心脏的异位起搏点提前发生激动，使心脏做出比原来顺序为早的额外收缩，从而打乱心脏搏动的规律性，导致心脏收缩异常。室性早搏的异位起搏点并不固定，其突发突止，无明显征兆。在X线动态影像或超声动态影像下均可见到室性早搏发生时心脏结构的异常收缩变化，表现为类似于"树叶抖动"的表象，具有"风"之病位多变、发病及变化快速等特点。正如《素问·六元正纪大论》云："风盛则动""风胜乃摇"。因其病位在心体，故提出早搏引发心悸是由"心风内动"所致。

临床上室性早搏往往由于年老体虚、或因久病或过于劳累耗伤气血，气血不足，在心体失养的基础上，虚风内动，扰动心体，从而"心风内动"引发室性早搏而出现心悸、心慌不安等症。

5 从"心风内动"论治室性早搏

心属五脏，"体阴而用阳"，心体属阴。心主血脉，心气推动血液行于脉中，心藏君火，心气的推动功能与血液的运行畅通均有赖于心阳的温煦，故心用属阳。心阴、心阳的相互协调、相互配合、互根互用，方可维持心的正常生理功能。各种致病因素导致的心阴与心阳的失衡即可发生心悸。心阳具有化生气血的功能，心阳气不足，温煦功能失常，心脏失于温养发生拘挛，从而导致悸动不安。心阴不足，多由心血不足，阴津亏耗，心脏失于濡养，从而发生悸动不安。笔者根据"心风内动"病机指导，心体亏虚为本，病邪扰动为因，心风内动为果，治疗当扶正祛邪，笔者以自拟养心复脉定悸汤为主方，以益气养血、调和阴阳、息风定悸，在临床中用于治疗室性早搏。

自拟养心复脉定悸汤以天王补心丹合桂枝甘草龙骨牡蛎汤加减化裁。其中桂枝甘草龙骨牡蛎汤可温心阳，安神定悸；天王补心丹的配伍重视心肾交通，协调气血津血液，阴阳平衡。二者合用，调和心阴与心阳的平衡，使阴平阳秘，心悸乃止。其中桂枝甘草龙牡蛎汤出自《伤寒论》，其为桂枝甘草汤加龙骨，牡蛎，"发汗过多，其人叉手自冒心，心下悸，欲得按者，桂枝甘草汤主之""火逆下之，因烧针烦躁者，桂枝甘草龙骨牡蛎汤主之。"因发汗过多而使心阳为之受损，虚风内动而致心悸，气上冲心，心体动摇而悸。桂枝甘草汤可温煦心阳、降气止悸，龙骨、牡蛎可重镇安神。现代研究发现桂枝甘草龙骨牡蛎汤中含有桂皮醛、桂皮醇、甘草黄酮、甘草酸、甘草次酸等成分，还含有钙盐、微量元素及氨基酸等成分，该方通过调节下丘脑—垂体—肾上腺轴，使心肌细胞中离子通道的蛋白收到抑制并阻止细胞之间的缝隙连接蛋白下降，从而起到治疗心律失常的作用。天王补心丹出自明代《摄生秘剖》，可补心安神，滋阴养血而清虚热，在现代临床研究中也显示对治疗室性早搏具有一定疗效。

自拟养心定悸复脉汤方中桂枝味辛、甘，可温振心阳，平冲降逆，温经通脉，助阳化气，甘草性微温而甘，补益心气，可协助桂枝振奋心阳，桂枝、甘草合用可辛甘化阳；龙骨、牡蛎、珍珠母均归肝经可重镇安神，息风定悸。生地滋阴养血息风；麦冬、北沙参甘寒滋润以补心阴；黄芪、太子参益气扶正，《医学衷中参西录》云："黄芪与滋阴清热同用，更能熄内风"；酸枣仁、五味子味酸以收敛心气以安神；远志归心肾可安神益智，交通心肾；茯神、柏子仁养心安神；丹参归心、肝经，可活血养血。全方诸药合用，既温心阳，补心阴，益心气，养心血，注重其心体亏虚之本，使心气血充足，阴阳调和，邪不可干而虚风自止；又重镇息风，养心安神，以补心扶正为本，兼以祛风祛邪，在治疗上亦体现了"心风内动"病机的指导。

在临证时可根据具体辨证随证加减：如兼有心肾不交，肾阴不足则心火亢盛，上扰心神者加用黄连阿胶汤；肝郁脾虚气滞者加用逍遥散；气血两虚，心失所养者加用归脾汤或八珍汤；心胆气虚，痰火扰神者加用黄连温胆汤等。若患者兼有肝阴不足、肝风内动、热邪、痰饮、瘀血等，可予羚羊角、石决明、朱砂、牛黄、天麻、钩藤、刺蒺藜等平肝息风；若兼有热邪内盛，可予黄连、黄柏、栀子、牡丹皮、苦参、玄参、知母等清热祛风；因兼有心肾阳虚，水饮凌心，伴有颜面或者下肢水肿，可加用五苓散治疗。若合并脾虚生痰，痰湿壅盛伴形体肥胖、胸闷、肢体沉重等症，可加茯苓、白术、苍术、半夏、陈皮、枳实、瓜蒌等健脾化痰祛湿；若兼血瘀明显伴有胸痛、痛如针刺、舌黯、舌下瘀斑等，可加川芎、丹参、桃仁、红花、延胡索、三七、鸡血藤等活血化瘀。

5.1 常用药物组合有以下 4 种。

5.1.1 桂枝、甘草。桂枝合甘草主要用来养心阳，复心阳。桂枝辛甘，性温，可温通经脉，助阳化气，具有扩张血管、降压、镇静、抗惊厥等多种药理活性。桂枝具有通心脉、补心阳、补脾阳的作用。甘草味甘，性平，可补益心气，益气复脉，具有抗心律失常、降脂、缓解痉挛及镇痛作用。《素问·至真要大论》指出"辛甘发散为阳"，产生了"辛甘化阳"的治法。桂枝味辛，出入卫营之间，以温经通阳，甘草味甘，可补中益气，二药合用，共奏补益心阳之效。

5.1.2 生龙骨、生牡蛎——镇心安神。应用生龙骨、生牡蛎以镇心安神。生龙骨，其味甘涩，性平微凉，入心肝肾经，长于镇静安神；生牡蛎性味咸平微寒，入肝胆肾经，善于平肝潜阳，并有软坚散结作用，二药合用起到平肝潜阳，镇心安神，收敛固涩之效。

《注解伤寒论》云"龙骨、牡蛎……收敛神气而镇惊",每当出现烦躁惊狂等神志症状时可加用龙骨、牡蛎以潜阳入阴,董艳等认为龙骨牡蛎用治心悸,其义有二:一为敛神镇惊,二为敛镇浮阳。临床上二药合用以重镇息风,对室性早搏所致的心悸之证确有明显效果。

5.1.3 柏子仁、五味子、酸枣仁。应用柏子仁、五味子、酸枣仁以养心阴、补心体。柏子仁性平味甘,入心、肝、肾、大肠经,具有宁心安神、敛汗生津、润肠通便之功效,《本草纲目》记载:"养心气,润肾燥,安魂定魄,益智宁神"。五味子酸甘性温,归肺心肾经,《本草备要》:"性温,五味俱备,酸咸为多,故专收敛肺气而滋肾水,益气生津……除烦渴。"五味子可收敛固涩,益气生津,补肾宁心,实验研究表明五味子具有镇静、催眠、抗焦虑、改善认知功能的作用。二药合用,酸甘化阴而生津,一方面可补肾津上乘,养心阴、补心体而宁心安神,另一方面可补心阴以敛心阳而安神定悸。酸枣仁甘酸性平,归心、肝、胆经,有宁心养肝、安神、养心血的作用。酸枣仁中所含皂苷A和斯皮诺素,具有镇静催眠作用。以上三药对于心阴亏虚、心肾不交、心神涣散之心悸,尤其是伴有虚烦、失眠多梦者疗效较佳。

5.1.4 茯苓、远志。应用茯苓、远志以宁心安神。茯苓甘淡性平,归心、脾、肾经,可利水渗湿,健脾宁心,研究发现茯神可镇静、催眠、养心、安神,能对抗咖啡因引起的兴奋状态,因此用于神经衰弱、失眠、多梦等症。远志辛苦性温,归心、肾、肺经,可安神益智,祛痰开窍,消肿散结。远志在抗痴呆、脑保护、镇静、抗惊厥、抗抑郁、祛痰镇咳、保护心脑血管等方面具有良好活性。心悸患者常伴有失眠、焦虑等症,因正虚邪扰则心神不宁而不寐。在治疗心悸、失眠常二药共用,可交通心肾、养血安神定志,尤善治疗心悸患者伴有失眠多梦、健忘者效果明显。

5.2 典型案例。

张某,男,17岁,2019年3月2日初诊。主诉:间断心慌1月余。患者1个月前因发热就诊于校医院,查心电图提示室性早搏。2019年2月13日于北京某医院查24小时动态心电图示:室性早搏2439次。刻下症见:间断心慌,无明显发热恶寒,无怕冷怕热,无头晕头痛,晨起口苦口干,偶有左前胸压痛,持续1~5秒自行缓解,纳眠可,大便略干,日1次,小便调。舌红苔薄白,脉沉。西医诊断:室性期前收缩。中医诊断:心悸,辨证为阴虚火旺,方药:天王补心丹合桂枝甘草龙骨牡蛎加减。生地黄20g,麦冬20g,苦参15g,柏子仁15g,五味子15g,酸枣仁30g,茯神30g,远志6g,生龙骨30g,生牡蛎30g,珍珠母30g,蒲公英30g,火麻仁15g。水冲服,日一剂,早晚分服,连服7天。

2019年3月14日二诊:患者心慌明显好转,无明显胸闷,无口干口苦,纳眠可,大便略干,日1次,小便调。改柏子仁为20g,火麻仁为20g,加白芍15g。连服14天。

2019年3月30日三诊:患者偶有心慌,无口干口苦,未诉其他明显不适,纳眠可,二便调。处方:改柏子仁为30g,加生甘草12g。嘱患者复查24小时动态心电图。

2019年4月13日四诊:复查24小时动态心电图未见明显异常,继服前药1周,巩固疗效,未再就诊。

6 结语

室性早搏,亦称室性期前收缩,是最常见的心律失常之一。中医学中多将室性早搏归于"心悸""惊悸"和"怔忡"的范畴。笔者通过观察发现,室性早搏时心脏的异常搏动现象与中医"风"的特点非常相似,提出室性早搏"心风内动"中医病机观点。"心风内动"属于虚风内动,气血阴阳亏虚是"心风内动"的根本病机,常常合并水饮、痰浊、火热、寒凝、瘀血等病理因素。此观点尚欠成熟,尚有诸多不足之处,需要进一步完善。从"心风内动"病机出发以自拟养心复脉定悸汤为主方治疗室性早搏取得较好疗效,全方兼具补益心之气、血、阴、阳,又兼安神宁心之效,使心血足而神自藏,心气充而悸自安。根据患者夹杂证候,可灵活加减应用。如兼夹痰、瘀、火、水饮等实邪,则相应加祛痰、化瘀、泻火、逐饮之药,同时佐以重镇安神药物以镇心安神,补养气血、调和阴阳,以达养心安神定惊之效,使心体得安。临床上应用该自拟方治疗室性早搏确有良效,值得进一步探讨与研究。

(李玉峰)

参考文献

[1] Hindricks G, Potpara T, Dagres N, et al. 2020 ESC guidelines for the diagnosis and management of atrial fibrillation developed in collaboration with the European Association for Cardio?Thoracic Surgery(EACTS): The Task Force for the diagnosis and management of atrial fibrillation of the European Society of Cardiology(ESC) developed with the special contribution of the European Heart Rhythm Association(EHRA) of the ESC[J]. EurHeart J, 2021. 42(5): 373-498.

[2] 中华医学会, 中华医学会杂志社, 中华医学会全科医学分会, 等. 心房颤动基层诊疗指南(2019年)[J]. 中华全科医师杂志, 2020, 19(6): 465-473.

[3] 陈璇, 贾朝旭, 马长生. 心房颤动治疗进展及争议[J]. 中华心血管病杂志, 2020, 48(9): 716-720.

[4] 石勇. 中医取象比类与概念隐喻理论[J]. 中华中医药杂志, 2019, 34(7): 2893-2897.

[5] 周慧, 洪葵. 心房颤动与心室颤动的发生机制[J]. 心血管病学进展, 2013, 34(1): 27-31.

[6] 杨湖. 心房颤动中医病名病机及诊治探讨[J]. 中医研究, 2009, 22(5): 8-10.

[7] 李进, 李春岩, 贺琳, 等. 史载祥治疗冠心病房颤经验总结[J]. 中华中医药杂志, 2018, 33(9): 3948-3951.

[8] 戴方圆，杨阳，李金懋，等．李平教授从"心风"立论治疗心房颤动[J].世界中西医结合杂志，2018，13(8)：1068-1071.

[9] 毛文锋，司春婴，王贺，等．房颤发病机制及治疗的中西医研究进展[J].世界科学技术–中医药现代化，2020，22(3)：856-862.

[10] 李哲山，刘聪．心房颤动中医证候及用药规律文献研究[J].中国卫生标准管理，2019，10(15)：94-97.

[11] 罗嗣卿，陈豫，杨红梅，等．刘中勇论治心悸经验[J].中医药通报，2015，14(4)：34-35.

[12] 周定华，张琪．张琪治疗心悸经验撷菁[J].江西中医药，2020，51(7)：27-29.

[13] 周小雄，刘敏超，叶桃春，等．冼绍祥教授论治心悸经验介绍[J].辽宁中医药大学学报，2017，19(8)：83-86.

[14] 李赛赛，李家立，戴方圆，等．从风论治心律失常[J].环球中医药，2021，14(4)：679-682.

[15] 杨芳艳，陈钢，柏琳娜，等．《黄帝内经》"肝生血"机制探析[J].中华中医药杂志，2017，32(10)：4467-4469.

[16] 周庆，伍三兰，韩勇．华法林导致皮下严重出血的药学监护[J].医药导报，2016，35(4)：427-428.

[17] 康俊萍．华法林临床应用要点[J].中国医刊，2014，49(1)：11-14.

[18] 张仲华，吕英瑛，童辉，等．喜疗妥外搽联合热敷治疗动静脉内瘘处皮下血肿疗效观察[J].护理学杂志，2008，23(23)：17-18.

[19] 钟业敏．补中益气汤合参麦注射液治疗血小板减少性紫癜22例[J].江西中医药大学学报，2015，27(2)：57-58，61.

[20] 寇宗奭，黄光霁．本草衍义·本草衍句合集[M].太原：山西科学技术出版社，2012.

[21] 袁蓉，施伟丽，信琪琪，等．川芎-赤芍药对研究进展[J]．环球中医药，2019，12(5)：808-811.

[22] 李献良．补中益气汤加减治疗急性上消化道出血后发热临床效果[J]．北方药学，2018，15(12)：85-86.

[23] 周琦．紫斑的古代文献研究与学术源流讨[D]．北京：北京中医药大学，2019.

[24] 吴勉华，王新月．中医内科学[M].9版．北京：中国中医药出版社，2016.

[25] 唐容川．血证论[M]．北京：中国医药科技出版社，2011.

[26] 桂诗琪，于峥，屈伸，等．《仁斋直指方论》学术思想研究[J]．中国中医基础医学杂志，2016，22(6)：744-747.

[27] 朱仪风．补中益气汤治疗血证经验[J]．湖南中医杂志，1997，13(4)：35.

[28] 王悦琦，张一鸣，孙闵，等．论补中益气汤之肝脾同调[J]．中国中医基础医学杂志，2020，26(11)：1696-1698.

[29] 李晓丹．补中益气汤的相关文献研究[D]．郑州：河南中医学院，2014.

[30] 邓淙友．补中益气汤及其配伍的药效学研究[D]．广州：广州中医药大学，2012.

[31] 何丽，苏立，殷跃辉．室性期前收缩对左心室结构与功能的影响[J]．心血管病学进展，2018，39(6)：907-910.

[32] 曹克将，陈柯萍．2020室性心律失常中国专家共识(2016共识升级版)[J]．中国心脏起搏与心电生理杂志，2020，34(3)：189-253.

[33] 张庆华，黄敏．中医药治疗室性早搏临床研究思考与探析[J]．中西医结合心脑血管病杂志，2016，14(10)：1171-1174.

[34] 孙朝润．中医学对"风"的认识[J]．中医研究，2016，29(3)：2-5.

[35] 韩江余，崔健萍.《黄帝内经》中的风邪理论探析[J]. 辽宁中医药大学学报，2010，12(4)：92-94.

[36] 刘邦民，坚哲，肖月圆，等.浅谈"风邪"与过敏性紫癜[J]. 中国中西医结合皮肤性病学杂志，2014，13(2)：127-129.

[37] 杨宝峰.药理学[M].北京：人民卫生出版社，2008.

[38] 顾春英，严干新.异常冲动形成机制的研究进展[J].心电图杂志(电子版)，2015，4(2)：110-112.

[39] 冯淬灵，王骏，崔洪燕.从风论变态反应性疾病变应性进程[J].中医杂志，2013，54(18)：1553-1555，1561.

[40] 张倩，尹玉洁，旷湘楠，等.风邪与阵发性房颤的相关性分析[J].时珍国医国药，2019，30(1)：161-163.

[41] Chang MG, Sato D, de Lange E, et al.Bi-stable wave propagation and early afterdepolarization-mediated cardiac arrhythmias[J]. Heart Rhythm, 2012, 9(1):115-122.

[42] 丁绍祥.对心律失常中"触发活动"的再认识[J].医学与哲学，2018，39(6)：60-63.

[43] Ko CY, Liu MB, Song Z, et al.Multiscale determinants of delayed afterdepolarization amplitude in cardiac tissue[J]. Biophys J, 2017, 112(9): 1949-1961.

[44] 陈晓玉，张军平，王竹瑛.心悸从风论治初探[J].天津中医药，2005，22(4)：311-312.

[45] 林菊珊.陈美华老师论"风"[C]//第十五次全国中西医结合学会虚证与老年医学学术研讨会暨专业委员会换届会议论文集.北京：出版者不详，2015：82-83.

[46] 段文慧，史大卓.从"风邪"致病谈阵发性房颤的中医临床治疗[J].中西医结合心脑血管病杂志，2015，13(13)：1558-1559.

[47] 刘岩，袁宏伟，孙非非，等.于志强从肝之体用论治快速心律失常经验[J].湖北中医杂志，2019，41(9)：17-19.

[48] 郑相颖.从风论治室性心律失常[C]//第三届全国中西医结合心血管病中青年论坛暨新疆中西医结合学会心血管专业委员会第二届学术研讨会论文集.乌鲁木齐:出版者不详,2013:10-12.

[49] 仇玉平,郭伟星.快速性心律失常从"阴火"论治[J].中医学报,2017,32(6):975-977.

[50] 于惠青,纪立金,于俊生.论五脏虚损与风相关[J].中国中医基础医学杂志,2015,21(1):10-11,27.

[51] 王皓霖,杨德钱,胡黎文,等.中医药治疗室性早搏的研究进展[J].中医临床研究,2017,9(23):137-140

[52] 李雨庭,范琳琳,袁茵,等.黄连温胆汤药理作用及临床应用研究进展[J].中医药学报,2018,46(2):115-119.

[53] 金艳.珍珠母重镇安神药理作用及临床应用研究进展[J].浙江中医杂志,2017,52(5):388-389.

[54] 路晓钦,马增春,高月.四物汤药理研究进展[J].中国实验方剂学杂志,2001,7(4):56-59.

[55] 耿晓娟,阮士怡,张军平.心悸病因病机及方药演变初探[J].中医杂志,2018,59(20):1717-1721.

[56] 周仲瑛.中医内科学[M].北京:中国中医药出版社,2017.

[57] 许源,宿树兰,王团结,等.桂枝的化学成分与药理活性研究进展[J].中药材,2013,36(4):674-678.

[58] 蔡野平.《伤寒论》桂枝甘草汤中桂枝意义[J].河南中医药学刊,2002,17(4):4.

[59] 李红辉.桂枝甘草汤"辛甘化阳"药效基础初步研究[D].广州:广州中医药大学,2008.

[60] 朱树宽,郭月红.重用龙骨牡蛎治顽疾[J].山东中医杂志,2007,26(10):716-718.

[61] 郭海宁,李耀.龙骨牡蛎之临床应用[J].陕西中医,2008,29(3):352-353.

[62] 董艳，王阶，高嘉良，等.桂枝加龙骨牡蛎汤辨治心悸[J].世界中医药，2017，12(4)：857-860.

[63] 海英.田维柱教授用龙骨牡蛎治疗神经内科疾病经验[J].世界中西医结合杂志，2011，6(10)：834-834，852.

[64] 李海生，王安林，于利人.柏子仁单方注射液对睡眠模型猫影响的实验研究[J].天津中医学院学报，2000，19(3)：38-40.

[65] 代晓光，宋琳.五味子现代药理作用及临床应用研究进展[J].中医药信息，2017，34(5)：121-124.

[66] 王旭峰，何计国，陈阳，等.酸枣仁皂苷的提取及改善睡眠功效的研究[J].食品科学，2006，27(4)：226-229.

[67] 张雪，向瑞平，刘长河.茯神的化学成分和药理作用研究进展[J].郑州牧业工程高等专科学校学报，2009，29(4)：19-21.

[68] 刘大伟，康利平，马百平.远志化学及药理作用研究进展[J].国际药学研究杂志，2012，39(1)：32-36，44.

[69] 张庆华，黄敏.中医药治疗室性早搏临床研究思考与探析[J].中西医结合心脑血管病杂志，2016，14(10)：1171-1174.

[70] 周凤华，娄林洁，黄志勇，等.中医药/中西医结合治疗冠心病室性早搏文献现状研究[J].现代中西医结合杂志，2011，20(27)：3397-3398，3439.

[71] 张艳，杨关林.中医心病证治录[M].北京：中国中医药出版社，2009.

[72] 南京中医学院.诸病源候论[M].北京：人民卫生出版社，1983.

[73] 王皓霖，杨德钱，胡黎文，等.中医药治疗室性早搏的研究进展[J].中医临床研究，2017，9(23)：137-140.

[74] 佟颖，杜武勋，李悦，等.桂枝甘草龙骨牡蛎汤抗心律失常作用研究进展[J].吉林中医药，2015，35(5)：539.

[75] 任仲军，曹子梅. 天王补心丹加减治疗顽固性室性早搏 50 例 [J]. 陕西中医，2005，26(2)：115.

[76] 何志良. 天王补心丹治疗更年期妇女孤立性室性早搏 68 例 [J]. 新中医，2009，41(6)：67.

[77] 田德禄，蔡淦. 中医内科学 [M]. 上海：上海科学技术出版社，2006.

[78] 咸政宇，唐莹，咸赫，等.《伤寒论》狂证三方在神经精神疾病中的应用概况 [J]. 湖南中医杂志，2017，33(10)：185-188.

[79] 胡希恕. 胡希恕伤寒论讲座 [M]. 北京：学苑出版社，2008.

[80] 李齐红.《伤寒杂病论》中的瘀血病证治 [J]. 河北中医，2015，37(4)：593-596.

[81] 成无己. 注解伤寒论 [M]. 2 版. 北京：人民卫生出版社，2004.

[82] 吴绍从. 桃核承气汤的临床运用 [J]. 河南中医，2003，23(10)：6-7.

[83] 谢茂源. 桃核承气汤加味治疗与便秘相关之急性脑出血的临床疗效观察 [D]. 北京：北京中医药大学，2005.

[84] 顾东风，吴锡桂，段秀芳，等. 中国成年人主要死亡原因及其危险因素 [J]. 中国慢性病预防与控制，2006(3)：149-154.

[85] 衷敬柏，董绍英，王阶，等. 2689 例冠心病心绞痛证候要素的文献统计分析 [J]. 中国中医药信息杂志，2006(5)：100-101.

[86] 张浩.《内经》阳气理论及其对后世的影响研究 [D]. 武汉：湖北中医药大学，2015.

[87] 卫生部. 中药新药临床研究指导原则 [M]. 北京：中国医药科技出版社，2002.

[88] 王永炎. 中医内科学 [M]. 上海：上海科学技术出版社，

1997.

[89] 金杰，黎鹤雷，陈海燕."君火以明，相火以位"之我见[J]. 中医学报，2016，31(6)：812-814.

[90] 宋科."火神派"创始人郑钦安临证学术思想研究[D]. 北京：中国中医科学院，2011.

[91] 宇天泰.《伤寒论》扶阳思想探讨[J]. 中医药通报，2013，12(4)：12-15.

[92] 唐农，毛德文，刘力红，等. 浅谈"扶阳"的内涵与现代拓展[J]. 中医药通报，2014，13(5)：37-39.

[93] 宋祥和，李军，李长生. 稳心汤对不稳定型心绞痛病人高敏C反应蛋白及D-二聚体的影响[J]. 中西医结合心脑血管病杂志，2008(6)：635.

[94] 陈丽娟，颜新，韩天雄，等. 温阳活血方治疗急性冠状动脉综合征不稳定型心绞痛42例临床研究[J]. 中医杂志，2012(3)：207.

[95] 秦鉴，罗致强，丘瑞香，等. 四逆加人参汤抗自由基损伤治疗冠心病心绞痛临床研究[J]. 江西中医药，1997，28(6)：8.

[96] 陈寿松，俞福柏，张晓珂. 温阳益气汤治疗冠心病心绞痛54例疗效观察[J]. 福建医药杂志，1997，19(5)：105.

[97] 钱之平，范华昌. 益气温阳法治疗胸痹心痛临床疗效观察[J]. 中成药，2000，22(9)：633.

[98] 邱志楠，潘俊辉，杨权生. 扶阳益气汤治疗冠心病心绞痛96例疗效观窥[J]. 新中医，1997，29(11)：17.

[99] Suba S, Pelter MM. Clinical significance of premature ventricular contraction among adult patients: protocol for a scoping review[J]. Syst Rev, 2019, 8(1): 254.

[100] Tran CT, Calkins H. Premature ventricular contraction-induced cardiomyopathy: an emerging entity[J]. Expert Rev Cardiovasc Ther. 2016, 14(11): 1227-1234.

[101] Hu X, Jiang H, Xu C, et al.Relationship between hormones and idiopathic outflow tract ventricular arrhythmias in adult nude patients[J].Transl Res, 2009, 154(5): 265-268.

[102] 张丽梅, 胡元会. 室性早搏的中西医治疗进展[J]. 世界中医, 2015, 10(10): 1626-1630.

[103] Yee R, Connolly S, Nooranni H.Clinical review of radiofrequency Catheter ablation for cardiac arrhythmias[J]. Can J Cardiol, 2003, 19(11): 1273-1284.

[104] 张临宁, 刘春玲. 中西医结合治疗室性早搏研究进展[J]. 中西医结合心血管病电子杂志, 2019, 7(15): 6-8.

[105] 周文斌, 尹克春, 蒋丽媛. 邓铁涛调脾护心法治疗心悸的经验[J]. 辽宁中医杂志, 2005, 32(8): 758-760.

[106] 晏明英, 邓志, 徐德伟. 通冠复脉汤治疗冠心病室性早搏38例[J]. 中国实验方剂学杂志, 2014, 20(7): 199-203.

[107] 张庆华, 黄敏. 中医药治疗室性早搏临床研究思考与探析[J]. 中西医结合心脑血管病杂志, 2016, 14(10): 1171-1174.

[108] 丁永宏. 桂枝甘草龙骨牡蛎汤加减治疗心律失常的临床效果观察[J]. 心血管病防治知识(学术版), 2019, 9(13): 34-36.

[109] 吴建萍, 黄修涛, 吴俊, 等. 天王补心丹加减联合西药治疗室性期前收缩合并失眠症阴虚火旺型临床观察[J]. 河北中医, 2018, 40(7): 1061-1064.

[110] 许源, 宿树兰, 王团结, 等. 桂枝的化学成分与药理活性研究进展[J]. 中药材, 2013, 36(4): 674-678.

[111] 朱树宽, 郭月红. 重用龙骨牡蛎治顽疾[J]. 山东中医杂志, 2007, 26(10): 716-718.

[112] 郭海宁, 李耀. 龙骨牡蛎之临床应用[J]. 陕西中医, 2008, 29(3): 352-353.